GUIA DE REABILITAÇÃO FUNCIONAL PARA DEFICIÊNCIA INTELECTUAL

ENVELHECIMENTO

ORGANIZADORAS
Natalie Torres de Matos
Cláudia Lopes Carvalho

GUIA DE REABILITAÇÃO FUNCIONAL PARA DEFICIÊNCIA INTELECTUAL

ENVELHECIMENTO

manole
editora

Produção editorial: Hiel Freitas
Projeto gráfico: Departamento Editorial da Editora Manole
Diagramação: Elisabeth Miyuki Fucuda
Ilustrações: Luargraf Serviços Gráficos
Capa: Ricardo Yoshiaki Nitta Rodrigues
Imagem da capa: freepik.com

CIP-BRASIL. CATALOGAÇÃO NA PUBLICAÇÃO
SINDICATO NACIONAL DOS EDITORES DE LIVROS, RJ

E52

Envelhecimento / organização Natalie Torres de Matos, Cláudia Lopes Carvalho. - 1. ed. - Barueri [SP] : Manole, 2025.
(Guia de reabilitação funcional para deficiência intelectual)

ISBN 9788520468623

1. Idosos - Cuidado e tratamento. 2. Demência senil. 3. Distúrbios da memória em idosos. I. Matos, Natalie Torres de. II. Carvalho, Cláudia Lopes. III. Série.

24-95524 CDD: 618.976831
CDU: 616-053.9-056.34

Meri Gleice Rodrigues de Souza - Bibliotecária - CRB-7/6439

Edição – 2025

Editora Manole Ltda.
Alameda Rio Negro, 967 – cj. 717 – Alphaville
06454-000 – Barueri – SP – Brasil
Fone: (11) 4196-6000
www.manole.com.br | https://atendimento.manole.com.br/

Impresso no Brasil
Printed in Brazil

Sobre as organizadoras

Natalie Torres de Matos

Terapeuta ocupacional chefe do Serviço de Terapia Ocupacional do Instituto de Psiquiatria do Hospital das Clínicas da Faculdade de Medicina da Universidade de São Paulo (IPq-HC-FMUSP). Graduada em Terapia Ocupacional pela Pontifícia Universidade Católica de Campinas (PUC-Campinas). Especialista em Gerontologia pela Universidade Federal de São Paulo (Unifesp) e em Fisiologia do Exercício pela USP. Especializada em Saúde Mental, Deficiência Intelectual e Reabilitação Cognitiva - Funcional. Terapeuta Ocupacional do Programa de Tratamento de Transtornos Alimentares (Ambulim) do IPq-HC-FMUSP. Professora do curso de especialização de terapia ocupacional em reabilitação cognitiva funcional do IPq-HC-FMUSP. Terapeuta Ocupacional do Núcleo de Memória do Hospital Alemão Oswaldo Cruz (HAOC). Terapeuta Ocupacional integrante do grupo do Modelo de Ocupação Humana (MOHO) Brasil.

Cláudia Lopes Carvalho

Mestre em Ciências pelo Programa de Pós-Graduação do Departamento de Psiquiatria da Universidade de São Paulo (USP). Fonoaudiologia pela Faculdade de Ciências Médicas da Santa Casa de São Paulo (FCMSCSP). MBA em Gestão Estratégica da Saúde. Especialização em Fonoaudiologia Clínica, Linguagem, Gerontologia, Envelhecimento Ativo da Pessoa com Deficiência Intelectual e Autismo, Reabilitação Neuropsicológica/Cognitiva pelo Departamento de Neurologia do Hospital das Clínicas da Faculdade de Medicina da Universidade de São Paulo (HC-FMUSP).

Autores

Ana Paula Pacheco

Pesquisadora da Metodologia do Emprego Apoiado. Autora do livro Representações Sociais de Emprego Apoiado. Responsável pelo Núcleo de Inclusão Laboral do Centro de Apoio Especializado à Educação Profissional (CAEP) Favo de Mel da Fundação de Apoio à Escola Técnica (Faetec). Coordenadora do Núcleo de Emprego Apoiado do Priorit (NEAP).

Andrea Barbi

Consultora de Emprego Apoiado. Mediadora e educadora social especializada em pessoas com deficiência intelectual e neurodivergentes, trabalhando em parceria com a empresa Alfaparf Milano. Coordenadora do projeto "Beleza em Todas as Suas Formas" na empresa UDivesidade Corporativa - Diversidade e Inclusão. Conselheira e coordenadora na OSC Instituto MetaSocial. Consultora de emprego apoiado, diversidade, equidade e inclusão na empresa Soneda Perfumaria. Cofundadora do grupo de voluntárias T21 no Hospital Infantil Darcy Vargas.

Caique Oliveira Portugal Couto

Graduação em Medicina pela Universidade Nove de Julho (Uninove). Iniciação Científica pelo Instituto de Psiquiatria da Faculdade de Medicina da Universidade de São Paulo (IPq-FMUSP).

Carlos Wagner Leal Cordeiro Júnior
Graduação em Medicina pela Universidade Nove de Julho (Uninove). Aluno de Iniciação Científica do Instituto de Psiquiatria da Faculdade de Medicina da Universidade de São Paulo (IPq-FMUSP).

Daniela Curti Thome
Doutorado em Ciências Médicas pela Faculdade de Medicina da Universidade de São Paulo (FMUSP). Médica voluntária do Departamento de Otorrinolaringologia do Hospital das Clínicas da FMUSP.

Daniel Damiani
Médico Neurologista pelo Hospital do Servidor Público Estadual do Instituto de Assistência Médica ao Servidor Público Estadual (HSPE-Iamspe). *Fellowship* em Transtornos do Movimento pelo HSPE-Iamspe. Preceptor de Neurologia e Clínica Médica da Faculdade de Medicina da Universidade Cidade de São Paulo (Unicid). Preceptor de Neurologia da Faculdade de Medicina da Universidade Nove de Julho (Uninove). Pós-graduação em Medicina de Urgências e Emergências pelo Hospital Israelita Albert Einstein (Hiae). Membro Titular da Academia Brasileira de Neurologia (ABN).

Diogo Haddad Santos
Neurologista. Neuroimunologista pela Faculdade de Ciências Médicas da Santa Casa de São Paulo (FCMSCSP). Mestre em Ciências da Saúde pela FCMSCSP. Doutorando em Neurologia pela Universidade de São Paulo (USP). Professor Adjunto e Coordenador do Ambulatório de Neurologia Cognitivo Comportamental da FCMSCSP. *Head* do Serviço de Neurologia. Coordenador do Núcleo da Memória e Envelhecimento Cerebral do Hospital Alemão Oswaldo Cruz.

Diogo Leonardo Rodrigues Monteiro das Chagas
Medicina pela Universidade Estadual do Piauí (Uespi). Residência médica em Psiquiatria pela Secretaria de Estado da Saúde do Maranhão (SES-MA)

Flávia Cortinovis
Administradora de empresas pela Pontifícia Universidade Católica (PUC-Campinas). MBA em Gestão Empresarial e Gestão de Projetos pela Fundação

Getulio Vargas (FGV). Professora de pós-graduação na PUC-Rio e no Iepsis. Autora do capítulo "Mercado de trabalho: avançando na capacitação e prosperando no emprego apoiado" do Guia de Abordagem Transdisciplinar na Síndrome de Down (T21). Subsecretária Especializada na Secretaria Municipal da Pessoa com Deficiência do Rio de Janeiro (SMPD).

Flávia H. Santos

Neurocientista cognitiva, premiada com a *Ad Astra Fellowship* da University College Dublin (UCD). Professora assistente titular e diretora do Mestrado em Deficiência na Escola de Psicologia da UCD. Pesquisadora do Geary Institute for Public Policy. Membro do Laboratório de Políticas Inclusivas da Organização das Nações Unidas para a Educação, a Ciência e a Cultura (Unesco). Presidente eleita da Sociedade de Cognição e Aprendizagem Matemática (MCLS). Lidera o laboratório de Cognição Musical e Matemática na UCD. Investigadora principal do Projeto Arithmós, financiado pelo Irish Research Council e do Projeto ENIGMA, financiado pela Comissão Europeia, Erasmus Plus. Membro da Academia Brasileira de Neuropsicologia (SBNp), ocupando a cátedra Josef Gerstmann.

Iara Ribeiro Paiva

Graduação em Medicina pela Faculdade de Medicina da Universidade de São Paulo (FMUSP). Iniciação Científica pelo Instituto de Psiquiatria da FMUSP.

Jacqueline Abrisqueta-Gomez

Psicóloga. Profissional transcultural em temas de Neuropsicologia e Reabilitação Neuropsicológica Holística. PhD em Psicobiologia pela Universidade Federal de São Paulo (Unifesp), título reconhecido pela University of Texas at Austin. Fundadora do Neurocognitive Intervention (NeurocogIN) Consultoria Educativa. Pesquisadora do Centro Médico do departamento de Physical Medicine & Rehabilitation da University of Texas Southwestern.

Jessyka Maria de França Bram

Gerontóloga. CEO do Instituto Bram. Cofundadora do LongeTalks. Mestre e Doutora em Psiquiatria pelo Hospital das Clínicas da Faculdade de Medicina da Universidade de São Paulo (HC-FMUSP). Especialista em Reabilitação Cognitiva pela FMUSP. Especializada em *neurofeedback*. Expertise nas áreas de envelhecimento cognitivo, telessaúde e teleducação, estimulação cognitiva, treino cognitivo e reabilitação cognitiva.

Joniel Soares Silva

Medicina pela Universidade do Piauí. Especialização em pediatria e em neuropediatria pelo Hospital das Clínicas da Faculdade de Medicina de Ribeirão Preto da Universidade de São Paulo (HC-FMRP-USP).

Livea Carla Fidalgo Garcêz Sant'Ana

Psicóloga pela Universidade Estadual de São Paulo (Unesp). Especialista em Neuropsicologia e Reabilitação Cognitiva pela Universidade de São Paulo (USP). Mestre em Ciências pela USP. Psicóloga clínica e docente na pós-graduação *lato sensu* em Afasias e Demências da Faculdade Inspirar.

Luciana Mascarenhas Fonseca

Psicóloga. Neuropsicóloga e pesquisadora associada na Universidade do Estado de Washington, Estados Unidos da América. Mestrado em Tanatologia na Universidade de Padova, Itália. Doutorado em Psiquiatria na Universidade de São Paulo (USP), com doutorado sanduíche na Universidade de Cambridge, Reino Unido. Especialização em Psicogeriatria e Reabilitação Neuropsicológica. Pesquisa temas que envolvem o envelhecimento de minorias, doença de Alzheimer e demência na síndrome de Down.

Mariana Ribeiro de Siqueira

Médica do Ambulatório de Cuidados Paliativos do Hospital da Mulher Prof. Dr. José Aristodemo Pinotti do Centro de Atenção Integral à Saúde da Mulher da Universidade Estadual de Campinas (Caism/Unicamp). Residência em Geriatria no Hospital das Clínicas da Faculdade de Medicina da Universidade de São Paulo (HC-FMUSP).

Matheus Gonçalves Maia

Fellowship em Transtornos Cognitivos, Transtornos do Movimento e Neurogeriatria pelo Departamento de Neurologia da Santa Casa de Misericórdia de São Paulo. Membro titular da Associação Brasileira de Neurologia (ABN). Neurologista pela Santa Casa de Misericórdia de São Paulo.

Mérari Jizar Lavander Ferreira

Psicóloga. Especialização em Neuropsicologia pela Universidade de São Paulo (USP). Mestre em Neuropsicologia Infantil pela University College London (UCL). Doutora em neurociências do desenvolvimento cognitivo pela UCL. Pesquisadora sênior avaliando bebês de tenra idade com desenvolvimento atípico no Great Ormond Street Institute of Child Health do University College London. Professora acadêmica no MSc Child and Adolescence Mental Health no U4CL.

Poliana de Freitas André

Graduada em Fisioterapia pela Universidade de Taubaté (Unitau). Pós-graduada em Gerontologia pelo Hospital das Clínicas da Faculdade de Medicina da Universidade de São Paulo (HC-FMUSP). Fisioterapeuta no HC-FMUSP. Fisioterapeuta da Unidade de Internação Geral do Instituto do Coração (InCor). Integrante do Grupo de Inovação INOVA FISIO - InovaInCor. Apoio técnico do Comitê gestor Selo Instituição Amiga do Idoso. Idealizadora do Programa @quali_idade - Envelhecimento Funcional.

Rafael Martins Themoteo

Médico formado pela Faculdade de Medicina da Universidade de São Paulo (FMUSP). Residente do programa de Neurologia Clínica pelo Hospital das Clínicas da FMUSP.

Rodrigo Cataldo De La Cortina

Doutorado em Ciências Médicas pela Faculdade de Medicina da Universidade de São Paulo (FMUSP). Professor da disciplina de Otorrinolaringologia da Universidade do Chile. Médico Voluntário do Departamento de Otorrinolaringologia do Hospital das Clínicas da FMUSP.

Tatiana Kiyo Ishii Amatu

Graduada em Fisioterapia pelo Centro Universitário São Camilo. Pós-graduada em Gerontologia pelo Hospital das Clínicas da Faculdade de Medicina de São Paulo (HC-FMUSP). Especialização em Reeducação Postural Global pelo método francês de Philipe Souchard com formação avançada em escoliose. Fisioterapeuta na Forgas e Monteiro Clínica de Fisioterapia Esportiva Ltda. Fisioterapeuta domiciliar.

Vanessa de Jesus Rodrigues de Paula.
Professora colaboradora e pesquisadora do Instituto de Psiquiatria da Faculdade de Medicina da Universidade de São Paulo (IPq-FMUSP).

Sumário

Seção 3
Saúde Mental e Deficiência Intelectual

Prefácio

É com grande honra e satisfação que apresento este livro sobre o cuidado de adultos e idosos com deficiência intelectual. Ao longo de minhas décadas de experiência na área da psiquiatria geriátrica e neurociências, pude testemunhar a importância crescente de abordagens multidisciplinares e holísticas no cuidado desses indivíduos.

Este guia, organizado meticulosamente por especialistas dedicados e comprometidos, oferece uma visão abrangente e atualizada dos desafios e das melhores práticas relacionadas ao cuidado e à promoção do bem-estar desses indivíduos. Desde definições e terminologias até estratégias de intervenção por especialidades, cada capítulo reflete não apenas o conhecimento científico mais recente, mas também a experiência prática e a dedicação de seus autores a este tema.

O cuidado de adultos e idosos com deficiência intelectual vai muito além da assistência em saúde. Ele engloba a promoção da autonomia, da dignidade e da qualidade de vida, sempre respeitando a singularidade de cada indivíduo. Neste sentido, este livro não poderia ser mais oportuno, pois destaca a importância da participação ativa da pessoa com deficiência intelectual e de sua família em todas as etapas do cuidado, reconhecendo-os como agentes fundamentais no processo de transformação e empoderamento.

Ao folhear estas páginas, tenho certeza de que os leitores encontrarão não apenas informações valiosas, mas também inspiração para enfrentar os desafios e explorar as possibilidades que o cuidado de adultos e idosos com deficiência intelectual oferece. Que este livro se torne uma fonte de orientação e estímulo para todos aqueles comprometidos em promover a saúde, o bem-estar e os direitos dessas pessoas tão especiais.

Orestes Vicente Forlenza
Professor Titular e Chefe do Departamento de Psiquiatria
da Faculdade de Medicina da Universidade de São Paulo (FMUSP)

Apresentação

Ao longo de quase 15 anos de prática clínica e pesquisa, nós, Cláudia Lopes Carvalho e Natalie Torres de Matos, temos nos dedicado à promoção da qualidade de vida de adultos e idosos com deficiência intelectual. Nosso compromisso vai além do consultório ou dos artigos acadêmicos: buscamos compreender as necessidades reais dessa população, traduzindo o conhecimento científico em práticas acessíveis e eficazes.

Este livro nasceu da nossa vivência e do desejo de compartilhar as soluções que temos desenvolvido e aplicado. Ao longo dos anos, percebemos uma lacuna importante: apesar da crescente expectativa de vida das pessoas com deficiência intelectual, a literatura especializada ainda é limitada no que diz respeito ao envelhecimento e às intervenções funcionais específicas para essa fase da vida.

Por que este livro é indispensável?

Este guia foi cuidadosamente organizado para ser uma ferramenta completa, acessível e transformadora. Ele atende a profissionais da saúde, cuidadores e familiares que buscam compreender os desafios e as singularidades do processo de envelhecimento na deficiência intelectual. Além disso, oferece estratégias concretas para enfrentar questões como declínio funcional, alterações cognitivas e desafios comportamentais.

O que você encontrará aqui?

- Abordagens baseadas em evidências científicas, desenvolvidas a partir de nossas pesquisas e práticas clínicas.
- Protocolos de intervenção funcional, que podem ser adaptados a diferentes contextos e perfis de pacientes.

- Estudos de caso que mostram como o conhecimento técnico aliado à sensibilidade pode transformar a vida dessas pessoas.
- Iniciativas inclusivas e humanizadas, promovendo um envelhecimento digno e com autonomia.
- Ferramentas práticas que empoderam profissionais e familiares no cuidado diário.

Este livro não é apenas um compilado de conhecimentos, mas um convite à ação. Ele reflete nossa experiência e paixão por esta área e se posiciona como um marco para aqueles que, como nós, acreditam no potencial de cada indivíduo para viver de forma plena e significativa, independentemente de suas limitações.

O diferencial deste guia está em sua abordagem prática e humanizada, capaz de unir ciência e empatia para oferecer soluções reais a uma população muitas vezes negligenciada.

Nosso objetivo é que esta obra inspire, capacite e transforme a maneira como o envelhecimento de pessoas com deficiência intelectual é abordado. Queremos que este guia seja um apoio tanto para quem busca respostas quanto para quem deseja inovar em sua prática profissional.

Boa leitura!

Cláudia Lopes Carvalho e **Natalie Torres de Matos**

SEÇÃO I

Compreendendo a Deficiência Intelectual

Capítulo **1**

Deficiência intelectual: definições e terminologia

Cláudia Lopes Carvalho

Pontos-chave:
- Deficiência intelectual ao longo da história.
- Definição conceitual, características, os critérios de diagnóstico e a classificação funcional.
- A importância do diagnóstico de deficiência intelectual e seu impacto no planejamento de saúde ao longo da vida.
- Etiologias da deficiência intelectual.
- Terminologias e classificações relevantes.
- Exemplos práticos do uso das terminologias e aplicação conceitual.

INTRODUÇÃO

Neste capítulo será explorado, de maneira abrangente e detalhada, o fascinante universo da deficiência intelectual, uma condição que tem influenciado a vida de inúmeras pessoas ao longo da história. Para compreender a complexidade desse tema, serão abordadas diversas áreas de conhecimento, desde a evolução histórica até as terminologias e critérios diagnósticos mais atuais.

O capítulo iniciará com uma incursão nas páginas da história para traçar uma linha do tempo que permitirá compreender como a sociedade encarou a deficiência intelectual ao longo dos séculos. Será apresentada a evolução das percepções e atitudes, que moldou o tratamento e a inclusão das pessoas com deficiência intelectual.

Em seguida, serão feitos comentários sobre as definições conceituais e os critérios de diagnóstico que ajudam os profissionais a identificar e compreender essa condição de maneira precisa. Esse alicerce conceitual é fundamental para qualquer abordagem clínica, terapêutica ou educacional.

Não podem ser negligenciadas as diversas etiologias da deficiência intelectual, pois compreender suas causas é essencial para oferecer o suporte necessário às pessoas que vivenciam essa condição. Serão exploradas as origens, genéticas ou ambientais, que podem levar à deficiência intelectual.

Além disso, a clareza e a precisão na comunicação são cruciais quando se trata de um tema tão delicado. As terminologias e classificações relevantes serão discutidas, ao lado de exemplos práticos da aplicação desses conceitos no cotidiano clínico e educacional.

Ao longo deste capítulo, serão encontradas informações embasadas em evidências científicas, respeitando os princípios que norteiam sua abordagem profissional. O objetivo é fornecer uma visão holística e fundamentada da deficiência intelectual, a fim de contribuir para a compreensão e a inclusão das pessoas que vivenciam essa realidade.

DEFICIÊNCIA INTELECTUAL AO LONGO DA HISTÓRIA

A deficiência intelectual é uma área de atuação desafiadora e multifacetada que demanda uma compreensão clara sobre os conceitos, definições e terminologias aplicáveis para esse grupo populacional.[1]

O atendimento de pessoas com deficiência intelectual demanda a necessidade de atualização frequente sobre os aspectos conceituais envolvendo esse público.[2] Entender as definições ajuda a diagnosticar de maneira precisa e a avaliar as necessidades individuais de cada pessoa, permitindo desenvolver planos de intervenção personalizados, focados em melhorar não apenas as habilidades intelectuais, mas também as habilidades adaptativas.

Durante séculos, a linguagem empregada para descrever as pessoas com deficiência intelectual desempenhou um papel fundamental em sua percepção e na maneira como essas pessoas eram vistas pela sociedade.[3] A história da evolução da terminologia da deficiência intelectual nos leva por uma jornada que abrange desde os tempos sombrios da Idade Média até os tempos modernos, de inclusão e igualdade de oportunidades.[4]

À medida que nos aprofundamos nessa história, descobrimos que a terminologia evoluiu e que essa evolução impacta na vida das pessoas com deficiência intelectual hoje, conforme demonstrado ao longo da linha do tempo apresentada na Figura 1. Essa linha do tempo mostra claramente a evolução da percepção e do tratamento das pessoas com deficiência intelectual ao longo dos séculos, chegando a um enfoque mais inclusivo e respeitoso nos dias de hoje. É impressionante como a sociedade progrediu na compreensão e no respeito pelas pessoas com deficiência intelectual, embora ainda existam desafios a serem superados.

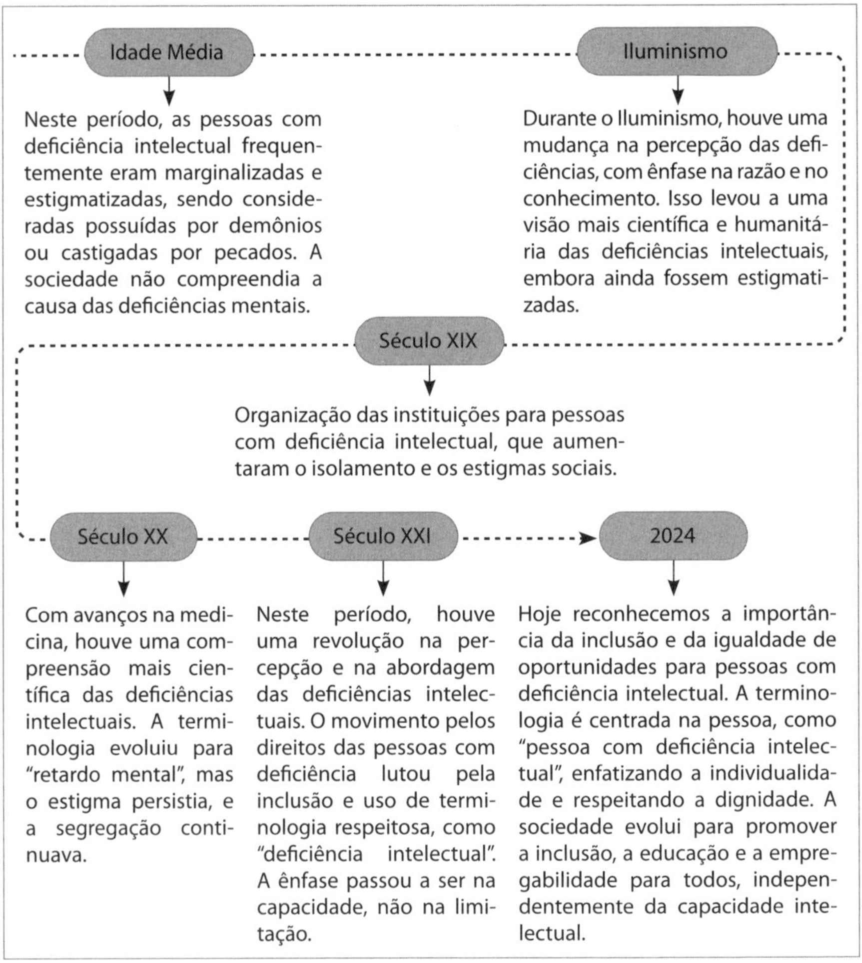

Figura 1 Mudanças na percepção sobre deficiência intelectual ocorridas ao longo do tempo.

DEFINIÇÃO CONCEITUAL, CARACTERÍSTICAS, CRITÉRIOS DIAGNÓSTICOS E A CLASSIFICAÇÃO FUNCIONAL

A deficiência intelectual é uma condição caracterizada por limitações significativas no funcionamento intelectual e no comportamento adaptativo. Isso se manifesta durante o período de desenvolvimento e afeta a capacidade geral de aprender, compreender, raciocinar e se adaptar às demandas da vida cotidiana.[5] Pessoas com deficiência intelectual podem necessitar de suporte em várias áreas, como comunicação, cuidados pessoais, habilidades sociais e de vida independente.[6]

Segundo o Manual Diagnóstico e Estatístico de Transtornos Mentais (texto revisado) – DSM-5-TR,[7] deficiência intelectual é um termo utilizado para descrever um conjunto de limitações no funcionamento intelectual e nas habilidades adaptativas de uma pessoa. Esse manual estabelece as principais características e critérios diagnósticos.

Segundo a American Association on Intellectual and Developmental Disabilities (AAID),[5] as pessoas com deficiência intelectual apresentam características esperadas, entre elas:

- Funcionamento intelectual limitado: a deficiência intelectual é caracterizada por um funcionamento intelectual significativamente abaixo da média. Geralmente isso é avaliado por meio de testes de inteligência, como o quociente de inteligência (QI), sendo um QI inferior a 70 considerado um indicativo.
- Limitações nas habilidades adaptativas: além das limitações intelectuais, a pessoa com deficiência intelectual apresenta dificuldades significativas em áreas como comunicação, autocuidado, habilidades sociais e habilidades acadêmicas.
- Período de manifestação dessas limitações no início na infância ou adolescência: os sintomas da deficiência intelectual devem estar presentes desde a infância ou adolescência e não podem ser resultado de outros transtornos.

Mesmo compreendendo os principais conceitos sobre essa condição de vida, é importante lembrar que a deficiência intelectual é um diagnóstico clínico que requer uma avaliação abrangente por profissionais de saúde especializados.

Além disso, o DSM-5-TR fornece diretrizes detalhadas para avaliação e diagnóstico, abordando as diferenças e especificidades desse grupo populacional.[7]

A classificação funcional é uma abordagem importante na avaliação e compreensão da deficiência intelectual.[8] Esse conceito será detalhadamente abordado em outros capítulos deste livro. No entanto, o termo "classificação funcional" baseia-se na avaliação das habilidades e capacidades de uma pessoa em várias áreas do funcionamento intelectual e funcional.[9] A proposta teórica desse conceito é classificar o nível de suporte que uma pessoa com deficiência intelectual precisa para viver de modo independente e participar plenamente da sociedade.

Normalmente essa classificação é feita em uma escala de três níveis:

1. Leve: pessoas neste nível podem apresentar limitações cognitivas, mas geralmente têm habilidades de adaptação suficientes para viver de maneira relativamente independente.[10] Elas podem precisar de algum suporte em tarefas específicas, como gerenciar finanças ou planejar rotinas.[11]
2. Moderado: neste grupo as limitações cognitivas são mais pronunciadas, e as pessoas podem precisar de suporte mais substancial em atividades da vida diária, como cuidar da higiene pessoal, preparar refeições e manter empregos.[12]
3. Grave/profundo: neste nível, as limitações são significativas, e as pessoas geralmente necessitam de apoio constante para realizar tarefas diárias. Muitas vezes elas requerem cuidados em tempo integral e podem não ser capazes de viver de forma independente.[13] Para melhor compreensão sobre a aplicabilidade da classificação funcional utilizada, alguns exemplos práticos mostrarão como ela pode ser aplicada no dia a dia.

- Exemplo 1 (leve): João, 25 anos, tem deficiência intelectual leve. Ele trabalha em meio período como assistente de escritório e é capaz de gerenciar suas finanças com supervisão mínima. João mora em um apartamento compartilhado com outros amigos e pode cuidar de suas necessidades básicas de higiene e alimentação de modo independente.
- Exemplo 2 (moderado): Maria, 21 anos, tem deficiência intelectual. Ela precisa de apoio regular para realizar tarefas de autocuidado, como tomar banho, vestir-se, alimentar-se e tomar medicamentos. Esse é um caso clássico que necessita de intervenção do terapeuta ocupacional realizando

as adaptações necessárias, visando à promoção da autonomia e da independência.

- Exemplo 3 (grave/profundo): Carlos tem deficiência intelectual. Mesmo oportunizado, não consegue realizar tarefas de autocuidado sem assistência significativa. Ele reside com os familiares e/ou em uma instituição, onde recebe atendimento em tempo integral, incluindo cuidados médicos e ajuda constante para todas as atividades diárias.

Esses exemplos ilustram como a classificação funcional ajuda a adaptar os serviços e suportes às necessidades individuais das pessoas com deficiência intelectual. A abordagem integrada ajuda a garantir que cada pessoa receba o apoio adequado para levar uma vida significativa e produtiva, considerando o nível de funcionamento adquirido ao longo da vida.

ETIOLOGIAS DA DEFICIÊNCIA INTELECTUAL

A deficiência intelectual é uma condição complexa que pode afetar indivíduos em todas as fases da vida, desde o nascimento até a idade adulta. Pode ser causada por uma ampla variedade de fatores, que atuam em diferentes estágios do desenvolvimento.[14]

Harris[15] descreve as principais causas da deficiência intelectual:

- Causas genéticas: a maioria das deficiências intelectuais tem uma base genética, podendo incluir síndromes genéticas como a síndrome de Down (trissomia do cromossomo 21) e outras síndromes cromossômicas, como a síndrome de Edwards (trissomia 18) e a síndrome de Patau (trissomia 13). Outras mutações genéticas, deleções ou duplicações de genes também podem causar deficiência intelectual.
- Intercorrência no período pré-natal: durante o período pré-natal, a exposição a substâncias tóxicas, como álcool, drogas, produtos químicos ou infecções maternas, pode afetar o desenvolvimento do feto e levar à deficiência intelectual. Complicações da gravidez, como pré-eclâmpsia, diabetes gestacional e falta de cuidado pré-natal adequado, também podem contribuir.

- Complicações perinatais: situações adversas ocorridas durante o parto, como asfixia perinatal, prematuridade e trauma craniano, podem causar danos cerebrais que resultam em deficiência intelectual.
- Fatores pós-natais: a exposição a substâncias tóxicas após o nascimento, traumas cranianos, infecções cerebrais e negligência na infância também podem levar à deficiência intelectual.
- Infecções congênitas: algumas infecções maternas, como a rubéola, podem ser transmitidas para o feto e prejudicar o desenvolvimento cerebral.
- Causas desconhecidas: em alguns casos, a causa da deficiência intelectual pode não ser identificada. Isso pode ser devido a complexidades genéticas não detectadas ou a fatores ambientais não identificados.

CRITÉRIOS DIAGNÓSTICOS

A identificação e o diagnóstico da deficiência intelectual são etapas fundamentais para oferecer o suporte adequado às pessoas que vivenciam essa condição. Nesse contexto, é essencial estabelecer critérios diagnósticos claros e precisos. Para diagnosticá-la com precisão, é necessário seguir diretrizes específicas, conforme preconiza o DSM-5-TR,[7] tais como:

- Funcionamento intelectual significativamente abaixo da média: um QI abaixo de 70 é um critério geralmente aceito, embora o DSM-5-TR enfatize que a avaliação deve ser mais abrangente.
- Limitações nas habilidades adaptativas: a presença de limitações substanciais nas habilidades adaptativas é essencial. Isso inclui dificuldades em áreas como comunicação, cuidado pessoal, habilidades sociais, uso de recursos comunitários, autossuficiência, habilidades acadêmicas, trabalho e lazer.
- Início antes da idade adulta: os sintomas devem estar presentes antes dos 18 anos.

Mesmo compreendendo melhor os principais critérios para o diagnóstico dessa condição de vida, é importante lembrar que o diagnóstico clínico da deficiência intelectual é soberano, composto por avaliação abrangente realizada por profissionais de saúde especializados, pautadas nas diretrizes do DSM-5-TR.

A IMPORTÂNCIA DO DIAGNÓSTICO DE DEFICIÊNCIA INTELECTUAL E SEU IMPACTO NO PLANEJAMENTO DE SAÚDE AO LONGO DA VIDA

Este capítulo já discutiu as diferenças e especificidades das pessoas com deficiência intelectual e abordou os aspectos históricos, conceituais, etiológicos e terminológicos que compõem o vasto mosaico dessa condição. Agora, será apresentado um tópico essencial dessa narrativa: a importância do diagnóstico e sua influência vital no planejamento de saúde ao longo da vida.

Serão expostas as razões pelas quais o diagnóstico vai além de um simples rótulo, revelando-se uma ferramenta fundamental para guiar jornadas individuais, moldar intervenções e estabelecer alicerces para um cuidado holístico. Afinal, entender o impacto do diagnóstico de deficiência intelectual é desvelar um panorama de possibilidades, no qual a identificação precoce e o suporte personalizado se entrelaçam na construção de vidas significativas.

O diagnóstico de deficiência intelectual mantém conexão intrínseca com o planejamento de saúde. Nesse sentido, é necessário transcender as fronteiras do conhecimento acadêmico para abraçar a realidade daqueles que vivenciam essa jornada única.

O diagnóstico de deficiência intelectual desempenha um papel crucial na vida das pessoas, influenciando diretamente seu planejamento de saúde ao longo do tempo.[16] É importante considerar os seguintes pontos:

- Identificação precoce e intervenção oportuna: o diagnóstico precoce possibilita intervenções mais eficazes. Ao identificar a deficiência intelectual desde cedo, é possível iniciar estratégias de estimulação e suporte adaptadas às necessidades específicas da pessoa, maximizando seu potencial de desenvolvimento.
- Orientação para cuidados específicos: com o diagnóstico em mãos, é possível direcionar os cuidados de saúde de modo mais preciso. Os profissionais podem adaptar abordagens terapêuticas, médicas e psicossociais, garantindo que a pessoa receba os cuidados mais adequados a suas características individuais.
- Desenvolvimento de planos de saúde personalizados: o conhecimento da deficiência intelectual permite a criação de planos de saúde personalizados. Esses planos consideram as necessidades específicas da pessoa, abrangendo desde a infância até a idade adulta e a terceira idade. Isso é crucial para garantir uma abordagem holística ao longo de toda a vida.

- Apoio familiar e comunitário: o diagnóstico não afeta apenas a pessoa em questão, mas também sua família e comunidade. Oferecer suporte e informações adequadas aos familiares é essencial para criar redes de apoio sólidas. Isso contribui para o bem-estar geral da pessoa com deficiência intelectual e fortalece o ambiente em que ela está inserida.
- Adaptações ao longo da vida: o diagnóstico fornece uma base para ajustes contínuos nos planos de saúde. À medida que a pessoa com deficiência intelectual envelhece, as necessidades podem evoluir, exigindo adaptações nos cuidados médicos, terapêuticos e sociais. O diagnóstico serve como guia nesse processo dinâmico.

Em síntese, o diagnóstico de deficiência intelectual não é apenas um rótulo, mas sim uma ferramenta essencial para garantir que cada pessoa receba o suporte necessário em todas as fases da vida,[17] contribuindo para a promoção da saúde, adaptações contínuas e a construção de uma sociedade mais inclusiva e informada sobre as necessidades das pessoas com deficiência intelectual.

Alcançar a vida adulta sem um diagnóstico esclarecido de deficiência intelectual pode lançar esses indivíduos em uma jornada complexa e desafiadora. A falta de compreensão clara de suas necessidades específicas pode influenciar significativamente diversos aspectos da vida cotidiana, desde o acesso a oportunidades educacionais até o desenvolvimento de relações sociais e o alcance de metas profissionais.[18]

A ausência de um diagnóstico pode impactar profundamente a vida adulta dessas pessoas, gerando prejuízos na saúde emocional.[19] Nesse sentido, destaca-se a importância não apenas de diagnosticar, mas também de valorizar o potencial inexplorado desses indivíduos, promovendo uma visão que transcende rótulos para abraçar a pluralidade de suas contribuições individuais.

Lidar com adultos e idosos que nunca foram diagnosticados com deficiência intelectual, especialmente quando a etiologia é desconhecida, pode configurar uma situação desafiadora.[20] A seguir serão apresentados alguns cenários possíveis:

- Diagnóstico tardio ou ausência de diagnóstico: pode ocorrer de a deficiência intelectual não ser identificada durante a infância, seja devido a limitações no acesso aos cuidados de saúde, à falta de conscientização sobre a condição, ou mesmo à complexidade de diagnóstico em casos leves.
- Variedade de apresentações clínicas: a deficiência intelectual pode se manifestar de maneiras diversas, e em alguns casos os sintomas podem ser

menos evidentes ou confundidos com outras condições. Isso pode levar a dificuldades na identificação correta da deficiência.

- Estigmatização e estereótipos: algumas pessoas podem ser tratadas como se tivessem deficiência intelectual devido a estigmas, preconceitos ou estereótipos associados a comportamentos ou características específicos. Isso pode resultar na falta de compreensão adequada sobre suas capacidades reais.
- Prejuízos na promoção da qualidade de vida: a ausência de diagnóstico pode afetar a qualidade de vida dessas pessoas, uma vez que intervenções e suportes específicos podem não ser oferecidos. Isso pode resultar em dificuldades em áreas como educação, emprego e interações sociais.
- Necessidade de avaliação multidisciplinar: para adultos que nunca foram diagnosticados, é essencial realizar avaliações multidisciplinares abrangentes. Isso pode envolver a participação de profissionais de saúde, psicólogos, fonoaudiólogos, entre outros, para compreender melhor as características individuais e fornecer um diagnóstico preciso.
- Enfoque no potencial: mesmo sem um diagnóstico formal, é crucial adotar uma abordagem que valorize o potencial e as habilidades da pessoa. Isso implica reconhecer suas capacidades individuais e oferecer suporte personalizado para promover seu bem-estar e sua participação plena na sociedade.

A conscientização sobre a deficiência intelectual e a importância do diagnóstico é fundamental. Isso não apenas facilita a identificação precoce, mas também ajuda a combater estigmas e a garantir que as pessoas recebam o apoio adequado.

TERMINOLOGIAS E CLASSIFICAÇÕES RELEVANTES

No vasto território da comunicação, as palavras que escolhemos têm o poder de criar conexões profundas ou erguer barreiras insuperáveis. Imagine esse poder nas mãos de quem atua para promover a inclusão e o bem-estar de adultos e idosos com deficiência intelectual. Este capítulo adentrará um território delicado e significativo ao explorar os termos que podem ser usados e, igualmente importante, os que devem ser evitados ao se referir a essa população.

É importante escolher as palavras com cuidado e compreender que a comunicação pode impactar vidas de maneira profunda. Este tópico é um convite para a reflexão e a ação, buscando construir uma sociedade mais inclusiva e compassiva.

Na promoção da inclusão e da igualdade, um dos aspectos mais cruciais é a linguagem empregada para se referir às pessoas com deficiência. A escolha de palavras pode ser uma poderosa ferramenta para quebrar barreiras e estereótipos ou, infelizmente, perpetuá-los.

Os termos não usuais referidos neste tópico são uma chamada à reflexão e à ação. O objetivo é explorar meios de contribuir para um mundo onde a dignidade de cada indivíduo é respeitada desde a escolha das palavras até a construção de uma sociedade verdadeiramente inclusiva.

Alguns termos devem ser evitados, entre eles:

- Retardado(a): esse termo já foi amplamente utilizado no passado, mas agora é considerado ofensivo e desrespeitoso.
- Deficiente mental e/ou deficiente cognitivo: esses termos podem ser considerados pejorativos e têm foco na deficiência, e não na pessoa.
- Excepcional: embora possa parecer elogioso, esse termo pode criar uma separação entre pessoas com e sem deficiência.
- Portador de retardo mental: esse termo também enfatiza apenas a deficiência e é considerado desatualizado.
- Incapaz/inapto: esses termos podem reforçar estereótipos negativos sobre as habilidades das pessoas com deficiência intelectual.[14,21]

Por outro lado, existem novas terminologias, conforme proposto por Thurm e Srivastava,[22] que podem e devem ser utilizadas atualmente para se referir à pessoa com deficiência:

- Pessoa com deficiência: esse termo é amplo e inclusivo e pode ser usado se o foco não for apenas na deficiência intelectual.
- Pessoa com deficiência intelectual: esse termo coloca a pessoa em primeiro lugar, focando a individualidade e não apenas a deficiência.
- Pessoa com necessidades de apoio: reconhece que as pessoas com deficiência intelectual podem precisar de suporte em certas áreas, sem rotulá-las negativamente.

- Pessoa com habilidades únicas/diferentes: enfatiza as habilidades e características individuais da pessoa.
- Autodefensores: alguns ativistas preferem esse termo, já que enfatiza a capacidade das pessoas com deficiência intelectual de se expressarem e defenderem seus direitos.
- Trissomia do 21 ou "T21": terminologia atual para nomear uma alteração genética caracterizada pela presença de um cromossomo a mais, no par 21.
- Inclusão e diversidade: refere-se às pessoas com deficiência intelectual e outras deficiências em todos os aspectos da vida social, educacional e profissional.

Exemplos práticos dos usos das terminologias e aplicação conceitual

Para melhor compreensão sobre a aplicabilidade e uso dos termos adequados e inadequados no atendimento a essa população, serão apresentados exemplos práticos sobre a maneira como as definições e terminologias erradas sobre a deficiência intelectual afetam a prática clínica em equipes multiprofissionais. Os cenários descritos são baseados em situações reais.

- Uso inadequado de rótulos: em uma equipe multiprofissional que atende adultos com deficiência intelectual, um profissional utiliza o termo "retardado" para se referir a um paciente. Isso perpetua estigmas e preconceitos, em vez de promover uma abordagem centrada na pessoa.
- Diagnóstico impreciso: uma pessoa com síndrome de Down idosa é encaminhada à equipe de Gerontologia e Geriatria com suspeita de demência. No entanto, devido à falta de compreensão sobre os diferentes perfis cognitivos na deficiência intelectual, essa pessoa recebe um diagnóstico incorreto de Alzheimer quando, na verdade, tem um transtorno cognitivo e funcional transitório. Isso pode levar a intervenções inadequadas e a ansiedade desnecessária para o paciente e sua família.
- Uso de termos pejorativos: durante uma sessão de intervenção cognitiva e funcional para um adulto com deficiência intelectual, um terapeuta utiliza termos pejorativos como "incapaz" ou "deficiente" em vez de focar nas habilidades preservadas e nas possibilidades de reabilitação.

- Ausência de atendimento focado na promoção do envelhecimento ativo: em um centro de envelhecimento ativo para adultos com deficiência intelectual, a equipe adota uma abordagem única para todos os participantes, sem considerar as necessidades individuais. Isso resulta em intervenções que não são adaptadas às capacidades e interesses de cada pessoa.

Esses exemplos ilustram como terminologias inadequadas e definições errôneas podem impactar negativamente a prática clínica. A abordagem correta envolve usar uma linguagem respeitosa, a realização de diagnósticos precisos, focada nas habilidades individuais, e intervenções personalizadas.

Nos próximos exemplos será empregada a técnica de descrição de casos clínicos para exemplificar de que maneiras as definições e terminologias inadequadas afetam a prática clínica da equipe multiprofissional:

- Caso clínico 1 – uso de rótulos pejorativos: Maria, de 35 anos, com deficiência intelectual moderada, procura o serviço de saúde de seu bairro em busca de atendimento médico. O atendimento foi realizado, mas, durante uma discussão breve da equipe multiprofissional que atende Maria, um dos profissionais se refere a ela como "retardada" e ela escuta ser chamada dessa forma na frente dos demais profissionais. O uso de um termo pejorativo cria um estigma em torno de Maria, que pode prejudicar sua autoestima e afetar a relação entre a equipe de saúde e a paciente. O fato de ter sido chamada de "retardada" gera impacto na adesão de Maria ao tratamento.
- Caso clínico 2 – diagnóstico incorreto: João, de 58 anos, com deficiência intelectual leve, apresenta alterações de memória e de habilidades funcionais, percebidas por seus familiares há mais de 5 anos. João é diagnosticado com Alzheimer pela equipe que o atendeu sem uma avaliação cognitiva e funcional completa. Posteriormente, uma avaliação mais detalhada realizada por uma equipe especializada em envelhecimento e deficiência intelectual revela que ele tem um transtorno cognitivo leve transitório, que é tratável com abordagens específicas. O diagnóstico incorreto leva João a acreditar que sua condição é irreversível, gerando ansiedade e tristeza. O tratamento apropriado é adiado, prejudicando sua qualidade de vida.
- Caso clínico 3 – intervenção sem planejamento de acordo com o ciclo de vida atual. Carlos, de 50 anos, com autismo, participa de um programa de

envelhecimento ativo para adultos com deficiência intelectual em uma instituição. No entanto, todas as atividades são planejadas de maneira genérica, sem levar em consideração suas necessidades, preferências, habilidades e ciclo de vida atual (velhice). Por causa disso, Carlos se sente desinteressado e sem interesse de participar das atividades oferecidas, pois elas não atendem a suas necessidades e interesses individuais. A falta de intervenção customizada gera impacto na participação social de Carlos, diminuindo sua qualidade de vida.

- Caso clínico 4 – falta de comunicação centrada na pessoa: Ana é uma pessoa idosa com deficiência intelectual que reside em uma instituição. Durante as sessões de terapia de fonoaudiologia, a equipe de saúde não leva em consideração a preferência de comunicação de Ana, que prefere a comunicação visual e gestual. Os profissionais insistem em usar a comunicação oral (fala) tradicional, o que a deixa frustrada. A falta de comunicação centrada na pessoa prejudica a qualidade do atendimento fonoaudiológico de Ana e sua capacidade de se expressar. Diante dessa situação, Ana pode se sentir desrespeitada e incompreendida, o que gera impacto em sua comunicação e interação social.

Esses casos clínicos demonstram que as terminologias inadequadas e a falta de compreensão das necessidades individuais podem ter um impacto significativo na prática clínica, afetando a saúde e o bem-estar dos adultos e idosos com deficiência intelectual.

CONSIDERAÇÕES FINAIS

Este capítulo explorou uma série de pontos-chave relacionados à deficiência intelectual e suas terminologias associadas. Iniciou com a definição da deficiência intelectual e os critérios diagnósticos que ajudam a identificar essa condição. Ao longo do texto, foram discutidas as terminologias e as classificações relevantes, fundamentais para uma compreensão clara e precisa desse campo.

Além disso, investigaram-se as diversas etiologias da deficiência intelectual, reconhecendo que essa condição pode ter várias origens, desde questões genéticas até fatores ambientais. Compreender essas causas é fundamental para um diagnóstico preciso e um plano de intervenção eficaz.

Destacou-se o impacto significativo que a deficiência intelectual pode ter na funcionalidade das pessoas, enfatizando a importância de abordagens de apoio adequadas para melhorar a qualidade de vida dos indivíduos afetados.

Para tornar esses conceitos mais tangíveis, exemplos práticos do uso das terminologias e da aplicação conceitual no contexto clínico foram fornecidos. Esses exemplos ilustram como os profissionais podem aplicar essas informações no dia a dia para ajudar pessoas com deficiência intelectual a alcançar seu pleno potencial.

Este capítulo serviu como base sólida para o entendimento da deficiência intelectual e suas implicações. As definições, as terminologias, as etiologias e os exemplos práticos são ferramentas que enriquecem o conhecimento nessa área.

REFERÊNCIAS

1. Schalock RL, Luckasson RA, Shogren KA, Borthwick-Duffy S, Bradley V, Buntinx WH, et al. The renaming of mental retardation: understanding the change to the term intellectual disability. Intellect Dev Disabil. 2007;45(2):116-24.
2. Salvador-Carulla L, Bertelli M. "Mental retardation" or "intellectual disability": time for a conceptual change. Psychopathology. 2008;41(1):10-6.
3. McClimens A. Language, labels and diagnosis: an idiot's guide to learning disability. J Intellect Disabil. 2007;11(3):257-66.
4. Roth EA, Sarawgi SN, Fodstad JC. History of Intellectual disabilities. In: Matson JL (ed.). Handbook of intellectual disabilities. Autism and Child Psychopathology Series. Cham: Springer; 2019.
5. American Association on Intellectual and Developmental Disabilities (AAIDD). Intellectual disability: definition, classification, and systems of supports. 11.ed. 2010.
6. Schalock RL, Borthwick-Duffy SA, Bradley VJ, Buntinx WHE, Coulter DL, Craig EM, et al. Intellectual disability: definition, classification, and systems of supports (11th edition). American Association on Intellectual and Developmental Disabilities; 2010.
7. American Psychiatric Association (APA). Diagnostic and Statistical Manual of Mental Disorders – DSM-5-TR. 5th edition, text revision. Washington, DC: APA; 2022.
8. Henderson CM, Rosasco M, Robinson LM, Meccarello J, Janicki MP, Turk MA, et al. Functional impairment severity is associated with health status among older persons with intellectual disability and cerebral palsy. J Intellect Disabil Res. 2009;53(11):887-97.
9. Krzoska C. International classification of functioning, disability and health (ICF) in daily clinical practice: structure, benefits and limitations. Eur Psychiatry. 2021;64(Suppl 1): S63-4.
10. Tussis L, Lemmey S, Burns J. Sports classification and athletes with intellectual disabilities: measuring health status using a questionnaire based on the International Classification of Functioning, Disability and Health. Adapt Phys Activ Q. 2023:1-16.
11. Lante K, Reece J, Walkley J. Energy expended by adults with and without intellectual disabilities during activities of daily living. Res Dev Disabil. 2010;31(6):1380-9.

12. Hilgenkamp TI, van Wijck R, Evenhuis HM. (Instrumental) activities of daily living in older adults with intellectual disabilities. Res Dev Disabil. 2011;32(5):1977-87.
13. Lin LP, Hsia YC, Hsu SW, Loh CH, Wu CL, Lin JD. Caregivers' reported functional limitations in activities of daily living among middle-aged adults with intellectual disabilities. Res Dev Disabil. 2013;34(12):4559-64.
14. Harris JC. Intellectual disability: understanding its development, causes, classification, evaluation, and treatment. New York, 2005; online edn, Oxford Academic, 12 Nov. 2020.
15. Harris JC. "Epidemiology: who is affected?", intellectual disability: understanding its development, causes, classification, evaluation, and treatment. New York, 2005; online edn, Oxford Academic, 12 Nov. 2020.
16. Hand JE, Reid PM. Older adults with lifelong intellectual handicap in New Zealand: prevalence, disabilities and implications for regional health authorities. N Z Med J. 1996;109(1019):118-21.
17. Torr J, Davis R. Ageing and mental health problems in people with intellectual disability. Curr Opin Psychiatry. 2007;20(5):467-71.
18. Jeevanandam L. Perspectives of intellectual disability in Asia: epidemiology, policy, and services for children and adults. Curr Opin Psychiatry. 2009;22(5):462-8.
19. Kwok HW, Chui EM. A survey on mental health care for adults with intellectual disabilities in Asia. J Intellect Disabil Res. 2008;52(11):996-1002.
20. Torr J, Lennox N, Cooper SA, Rey-Conde T, Ware RS, Galea J, et al. Psychiatric care of adults with intellectual disabilities: changing perceptions over a decade. Aust N Z J Psychiatry. 2008; 42(10):890-7.
21. Cooper S-A. "Definitions, classification, and epidemiology of intellectual disability". In: Bhaumik S, Alexander R (eds.). Oxford textbook of the psychiatry of intellectual disability. Oxford Textbooks in Psychiatry. Oxford, 2020; online edn, Oxford Academic, 1 Mar. 2020.
22. Thurm A, Srivastava S. On terms: what's in a name? Intellectual disability and "condition", "disorder", "syndrome", "disease", and "disability". Am J Intellect Dev Disabil. 2022;127(5):349-54.

Capítulo **2**

Genética e fenótipo na deficiência intelectual

Rafael Martins Themoteo
Carlos Wagner Leal Cordeiro Júnior
Caique Oliveira Portugal Couto
Iara Ribeiro Paiva
Vanessa de Jesus Rodrigues de Paula

Pontos-chave:

- Entendimento de alterações genéticas (genótipo) na população com deficiência intelectual.
- Relação entre genótipo e fenótipo (traços observáveis do indivíduo).
- Características clínicas relacionadas com fenótipo e genótipo na deficiência intelectual.

INTRODUÇÃO

A deficiência intelectual é uma condição caracterizada por um prejuízo nas áreas dos desenvolvimentos cognitivo e adaptativo, ocasionado por anormalidades da estrutura e do funcionamento cerebral. Uma das definições operacionais mais utilizadas é aquela dada pelo *Diagnostic and Statistical Manual of Mental Disorders* (DSM)[1] e pela American Association on Intellectual and Developmental Disabilities (AAIDD).[2] Essa definição envolve a presença de três características: funcionamento intelectual significativamente reduzido, déficits ou prejuízos em habilidades adaptativas e que tenham início antes dos 18 anos. O grau do déficit intelectual é dado pelo quociente de inteligência (QI), no qual um déficit inferior a 2 desvios-padrão (DP) é considerado leve, 3 DP, moderado, 4 DP, grave, e maior do que 5 DP, uma deficiência profunda.[2,3]

Segundo as definições atuais, existe uma estimativa de prevalência entre 1 e 3% da população com tal diagnóstico. As etiologias pré-natais para deficiência intelectual são as mais diversas. Contudo, as mais prevalentes são aquelas relacionadas a anomalias genéticas, exposição a agentes teratogênicos (com destaque para o álcool) e infecções perinatais.[4]

O objetivo deste capítulo é trazer uma revisão do modo como os mecanismos genéticos (alterações genotípicas) estão envolvidos e relacionados na manifestação fenotípica dos indivíduos com essas patologias. Serão destacadas as síndromes genéticas, como as síndromes de Down, X-frágil, Prader-Willi e Angelman, e Cri-du-Chat, a síndrome alcoólica fetal e os erros inatos do metabolismo.

Infelizmente, praticamente a totalidade dessas patologias é incurável, e a deficiência intelectual é irreversível. Contudo, o correto diagnóstico etiológico é importante para o rastreio e acompanhamento de outras comorbidades que possam vir associadas às síndromes. Além disso, o trabalho multidisciplinar para desenvolvimento de funcionalidades e habilidades importantes para o convívio, bem como a divulgação e a conscientização da população sobre essas condições, são de extrema importância para a inserção desses indivíduos na sociedade, minimizando o estigma que tais pacientes possam sofrer.

SÍNDROME DE DOWN

A síndrome de Down é a forma mais comum de deficiência intelectual causada por uma alteração cromossômica, caracterizada pela trissomia do cromossomo 21 (HSA1).[5] A incidência estimada da síndrome de Down no mundo está entre 1 em 1.000 a 1 em 1.100 nascidos vivos em todo o mundo. A cada ano, aproximadamente 3 mil a 5 mil crianças nascem com esse distúrbio cromossômico.[6] Um estudo retrospectivo avaliou a prevalência da síndrome de Down no Brasil entre 2012 e 2018 e encontrou uma taxa de 4:10.000 nascidos vivos. Na amostra, 52,2% eram do sexo feminino e 47,8% do sexo masculino.[7]

Genótipo: a base genética da síndrome de Down

Cerca de 96% dos casos de síndrome de Down resultam da presença de uma cópia extra do cromossomo (47, +21), sendo esse fenômeno mais comum em gestações combinadas de idade materna e paterna avançada. Em aproximadamente 3 a 4% dos casos a trissomia ocorre por translocação robertsoniana, na qual parte do cromossomo 21 está ligada aos cromossomos 14, 21 ou 22. Em 1 a 2% dos casos a síndrome de Down ocorre devido ao mosaicismo (47, +21/46), uma condição em que o número de células afetadas varia entre os indivíduos.[8] A forma parcial da síndrome, resultante da duplicação de um segmento do cromossomo 21, é muito menos comum, representando menos de 1% dos casos. A patogênese da síndrome de Down envolve polimorfismos em genes como *Down Syndrome Cell-Adhesion Molecule* (DSCAM) e *Amyloid Precursor Protein* (APP), destacando fatores genéticos específicos que contribuem para as características clínicas associadas a essa condição.[9] Essa compreensão do genótipo fornece uma base essencial para explorar o desenvolvimento do fenótipo da síndrome de Down e suas manifestações clínicas associadas à deficiência intelectual.[10]

Fenótipo: manifestações clínicas na síndrome de Down

A síndrome de Down é caracterizada por dismorfismos e malformações congênitas, além de estar associada a diversas outras condições médicas resumidas a seguir:

- **Crânio e face:** fissuras palpebrais oblíquas; dobras epicânticas; perfil facial plano/ponte nasal plana, orelhas dobradas ou displásicas; orelhas pequenas e de implantação baixa; braquicefalia (cabeça achatada, especialmente com o osso occipital achatado); língua saliente; pescoço curto; excesso de pele na nuca.
- **Extremidades:** braquidactilia (mãos curtas e largas); clinodactilia (quinto dedo encurvado com falange média hipoplásica); prega palmar transversal e espaço entre o primeiro e o segundo dedo do pé (abertura da sandália).
- **Malformações cardíacas:** aproximadamente metade dos pacientes com síndrome de Down tem algum diagnóstico de doença cardiovascular congênita.[11] Entre as alterações mais comuns estão: defeito de septo atrioventricular total; comunicação interatrial e interventricular; comunicação interventricular; persistência do canal arterial; forame oval patente; tetralogia de Fallot.
- **Alterações respiratórias:** os pacientes com síndrome de Down apresentam anatomia favorável ao desenvolvimento da apneia obstrutiva do sono, que

é o distúrbio respiratório mais comum, afetando 69 a 76% dessa população.[12]

- **Alterações endócrinas:** em uma coorte com 508 pacientes, 24% tiveram algum diagnóstico relacionado à tireoide na infância, sendo o hipotireoidismo subclínico o principal. Espera-se que 50% dos pacientes com síndrome de Down desenvolvam alguma alteração tireoidiana até a idade adulta.[13]
- **Alterações hematológicas:** na síndrome de Down, os indivíduos afetados têm de 10 a 20 vezes mais chance de desenvolver leucemia, com um risco cumulativo de 2% aos 5 anos e de 2,5% aos 30 anos. Os tumores sólidos, por outro lado, são encontrados em menor frequência nessa população.[14]
- **Alterações neuropsiquiátricas:** as características evolutivas da deficiência intelectual associada à síndrome de Down revelam-se distintas ao longo das fases da vida. Na infância, manifesta-se como atraso no desenvolvimento neuropsicomotor, e na vida adulta, como demência. À medida que esses indivíduos adentram a vida adulta, novos desafios surgem, destacando-se a doença de Alzheimer. A presença de uma terceira cópia do cromossomo 21 e de maior expressão da APP causa a deposição precoce de proteína beta-amiloide. Assim, aos 60 anos a prevalência de doença de Alzheimer pode chegar a 90 a 100% dos pacientes.[15]

SÍNDROME DO X FRÁGIL

A síndrome do X frágil (SXF) é uma doença genética causada por alterações em um gene chamado Ribonucleoproteína 1 Mensageiro do X Frágil (FMR1).[16] O FMR1 geralmente produz uma proteína chamada FMRP, que é essencial para o desenvolvimento do cérebro. As pessoas que têm SXF não produzem essa proteína.[17] Aqueles com síndrome do X frágil têm alterações no gene FMR1, mas geralmente ainda produzem parte da proteína.

A SXF afeta homens e mulheres, no entanto as mulheres geralmente têm sintomas mais leves do que os homens.[18] Essa síndrome pode ser diagnosticada testando o DNA, após testes de biologia molecular. Um médico geneticista pode solicitar o teste. Os testes também podem ser feitos para encontrar alterações no gene FMR1 que podem levar a distúrbios frágeis associados ao X. Um diagnóstico de SXF pode ser útil para a família, pois pode fornecer uma razão para as deficiências intelectuais e problemas de comportamento de uma criança. Isso permite que a família e outros cuidadores aprendam mais sobre o transtorno e gerenciem os cuidados para que a criança possa atingir todo o seu potencial.[18-20]

Genótipo: a base genética da síndrome do X frágil

A SFX é uma doença ligada ao cromossomo X, resultante da repetição excessiva da trinca de nucleotídeos CGG no gene FMR1 (*Fragile X Mental Retardation 1*), localizado na região Xq27.3. Quando essa sequência se repete mais de 200 vezes, ocorre a mutação completa (MC), levando à metilação das citosinas e ao silenciamento epigenético do FMR1 e, consequentemente, à perda da proteína FMRP (*Fragile X Mental Retardation Protein*). Indivíduos com pré-mutação (PM) possuem entre 55 e 200 cópias de CGG, apresentando fenótipos diversos.[21,22]

A instabilidade da pré-mutação está relacionada ao tamanho da sequência de repetições, à proporção de trincas AGG, que interrompem a expansão, e ao sexo do progenitor portador da mutação. Segundo o modelo pré-zigótico, a pré-mutação se tornaria uma mutação completa durante a recombinação na meiose materna e aumentaria mais no desenvolvimento inicial do embrião. O modelo pós-zigótico postula que a pré-mutação só se tornaria uma mutação completa durante as primeiras mitoses da embriogênese. Assim, essa instabilidade ocorreria pela formação de estruturas secundárias nas fitas de DNA com expansões durante a replicação, reparo ou recombinação.[17] Segundo metanálise conduzida em 2013, a frequência de indivíduos com a mutação completa era de 1,4:10.000 em homens e de 0,9:10.000 em mulheres. Já a frequência de pessoas com a pré-mutação era de 11,7:10.000 em homens e de 34,4:10.000 em mulheres.[3]

Fenótipo: manifestações clínicas na síndrome do X frágil

Indivíduos do sexo masculino com a mutação completa exibem manifestações físicas, cognitivas e comportamentais variadas. Apresentam atraso no desenvolvimento global, com marcos motores e linguísticos alcançados tardiamente.[16,20,23] Frequentemente manifestam sintomas de ansiedade, transtorno de déficit de atenção e hiperatividade (TDAH) e, em até 67% dos casos, transtorno do espectro autista (TEA); a comorbidade com TEA parece intensificar alterações comportamentais, sobretudo aquelas relacionadas à competência social, hiperatividade, desatenção e impulsividade.[24-26] Mudanças físicas, como face alongada e estreita, mandíbula proeminente e orelhas grandes, tornam-se evidentes na adolescência, com possível desenvolvimento de macrorquidia após a puberdade.[19] Nas meninas com mutação completa, a inativação do cromossomo X pode resultar em desenvolvimento intelectual normal ou em sintomas menos pronunciados que nos meninos, devido à menor propensão a sintomas típicos.

Os portadores da pré-mutação não apresentam o fenótipo característico, mas com o envelhecimento podem desenvolver a síndrome de tremor-ataxia associada ao X frágil. Ela envolve sintomas motores progressivos, como tremor de intenção, marcha atáxica e, em alguns casos, parkinsonismo. Alguns pacientes também apresentam sintomas psiquiátricos e declínio cognitivo, afetando áreas como função executiva, memória de trabalho, velocidade de processamento de informações e motricidade fina.[27,28] Além disso, podem manifestar déficits neurocognitivos, enquanto as mulheres podem enfrentar falência ovariana precoce.

SÍNDROME ALCOÓLICA FETAL

A síndrome alcoólica fetal (SAF) é um conjunto de condições e danos que podem ocorrer em um feto quando a gestante consome álcool durante a gravidez, sendo uma das principais causas de deficiência intelectual evitável no mundo.[29] A fisiopatologia da SAF está relacionada aos efeitos tóxicos do álcool sobre o desenvolvimento fetal, uma vez que atravessa a placenta e atinge o sistema circulatório fetal, interferindo nos processos de organogênese.[30,31] A exposição pré-natal ao álcool é a principal causa de deficiências congênitas evitáveis. Estudos indicam que os transtornos do espectro alcoólico fetal (TEAF) variam de 24 a 48 casos por mil em nível global, sendo mais prevalente em populações de baixo nível socioeconômico e minorias étnicas.[32,33]

Genótipo: a base genética da síndrome alcoólica fetal

A exposição pré-natal ao álcool (PAE) é uma das principais causas de deficiência mental evitável e defeitos congênitos no mundo ocidental. A PAE pode produzir distúrbios do espectro alcoólico fetal (FASD), um termo genérico para todos os distúrbios do desenvolvimento neurológico e defeitos congênitos relacionados ao álcool.[30,33] O álcool é um teratógeno que reorganiza os cromossomos e mata as células. O efeito tóxico do álcool é parcialmente causado por seu produto de oxidação, o acetaldeído, que é altamente reativo ao DNA, danificando consequentemente os cromossomos e causando mutações nas células-tronco.[34,35]

Em estudos recentes, 9 a 14% das crianças diagnosticadas com TEAF apresentavam deleções ou duplicações cromossômicas que poderiam explicar pelo menos parte das características.[34] Além dos rearranjos cromossômicos, estudos com gêmeos sugeriram que fatores genéticos – alelos de suscetibilidade ou resistência – poderiam afetar o fenótipo induzido pelo álcool.[32] Observou-se que gêmeos monozigóticos com genomas idênticos são 100% concordantes para o diagnóstico, enquanto gêmeos dizigóticos que compartilham apenas 50% de seu DNA eram apenas 64% concordantes.[16] Os genes candidatos mais interessantes na etiologia do FASD estão envolvidos no metabolismo do álcool: a álcool desidrogenase (ADH) converte o álcool em acetaldeído, e a aldeído desidrogenase posteriormente converte o acetaldeído em acetato menos prejudicial.[35] Os estudos de FASD em humanos concentraram-se em três *loci* ADH e seus alelos. De acordo com esses estudos anteriores, os alelos maternos associados ao metabolismo eficiente do álcool estão sub-representados em indivíduos com TEAF. No entanto, a associação entre os alelos do ADH e o TEAF parece ser mais complexa: alguns dos alelos do ADH foram associados à dependência de álcool em estudos anteriores, o que significa que mães com determinado genótipo poderiam consumir mais álcool.[36]

Fenótipo: manifestações clínicas na síndrome alcoólica fetal

A PAE é uma das principais causas de deficiência mental evitável e de defeitos congênitos no mundo ocidental. Ela pode levar aos FASD, termo que abrange todos os distúrbios do desenvolvimento neurológico e defeitos congênitos associados ao álcool. Os principais sinais e sintomas consistem no comprometimento no desenvolvimento cognitivo, dificuldades de aprendizagem, distúrbios comportamentais e físicos.[29,30]

O diagnóstico é feito com base no exame físico, sinais e sintomas apresentados pelo recém-nascido, além da história materna de ingestão de etanol (álcool) durante a gravidez.

Em 2005, o Institute of Medicine (IOM) publicou diretrizes práticas, proporcionando uma base para a padronização dos diagnósticos de TEAF em cenários clínicos.[37,38] No contexto da SAF, o diagnóstico é composto pela presença de quatro características principais:

- Padrão característico de anomalias faciais (> 2), incluindo fissuras palpebrais curtas, lábio superior delgado.
- Deficiência de crescimento pré e/ou pós-natal, com altura e peso abaixo do percentil 10.
- Crescimento cerebral deficiente, morfogênese anormal ou neurofisiologia anormal incluindo, pelo menos: perímetro cefálico abaixo do percentil 2, anomalias estruturas cerebrais e convulsões não febris recorrentes.
- Comprometimento neurocomportamental.

A SAF é uma condição que não tem cura ou tratamento específico, mas existem medidas de suporte para os sinais e sintomas decorrentes do comprometimento sistêmico.[33] A abordagem e o acompanhamento do paciente são multidisciplinares, e, quando feitos antes dos 6 anos de idade, reduzem significativamente o impacto negativo no desenvolvimento global da criança.[39]

ERROS INATOS DO METABOLISMO

Erros inatos do metabolismo ocorrem em 1 em cada 2.500 nascimentos. Essas doenças envolvem falhas nas vias metabólicas que atuam na degradação ou armazenamento de carboidratos, ácidos graxos e proteínas.[40]

Genótipo: a base genética dos erros inatos do metabolismo

Os erros inatos do metabolismo (EIM) constituem um grupo heterogêneo de distúrbios que podem ser hereditários ou ocorrer como resultado de mutações espontâneas. Perturbam o metabolismo de carboidratos, o metabolismo de proteínas, a oxidação de ácidos graxos ou o armazenamento de glicogênio.[40] No corpo, as substâncias dietéticas são decompostas em glicose (a principal fonte de energia do corpo) e outros produtos metabólicos que são eventualmente excretados. O excedente da glicose ingerida é armazenado como glicogênio no fígado e nos músculos para uso em momentos de jejum. Quando o corpo precisa de glicose, utiliza os estoques de glicogênio. Quando essas reservas se esgotam, o corpo produz nova glicose a partir de aminoácidos (gliconeogênese) e, então, finalmente, usa a oxidação dos ácidos graxos para criar um substrato para o ciclo de Krebs. Os EIM são resultantes da deficiência de componentes de uma via metabólica – enzimas, cofatores, transportadores –, que gera um acúmulo de substratos ou leva à incapacidade de síntese de compostos de uma via metabólica, podendo ocasionar o envolvimento secundário de muitos órgãos, incluindo o cérebro.[41,42]

Fenótipo: manifestações clínicas dos erros inatos do metabolismo

São um conjunto de condições genéticas geralmente manifestadas na primeira infância e que constituem uma urgência pediátrica. Evidenciam-se em recém-nascidos aparentemente saudáveis em horas ou dias após o nascimento, podendo também se manifestar em fases mais tardias, como na adolescência ou na idade adulta. Manifestam-se com fenótipos variados, incluindo crises neonatais refratárias, encefalopatia mioclônica precoce, espasmos infantis e epilepsia generalizada.[42,43]

São categorizadas por tipo de molécula ou segundo o processo bioquímico envolvido. As doenças do metabolismo podem ser classificadas em dois grupos:

- Grupo 1: constitui o principal grupo de EIM tratáveis e contempla as doenças do metabolismo intermediário.
- Grupo 2: doenças do metabolismo energético, podendo também se beneficiar de algumas medidas terapêuticas.

Algumas das doenças mais conhecidas são: fenilcetonúria, doença da urina de xarope de bordo (MSUD), galactosemia, deficiência de biotinidase, doença de Tay-Sachs. Frequentemente associada a pelo menos uma condição neurológica, a convulsão em neonatais representa o primeiro sinal clínico significativo de disfunção neurológica.[44]

No nível individual, os distúrbios causados por EIM são raros e não representam uma grande incidência, porém, quando somados, têm incidência elevada, com uma taxa estimada globalmente de 50,9 por 100 mil nascidos vivos. Apesar de os resultados serem bons caso identificados precocemente, os EIM apresentam elevadas morbidade e mortalidade. As maiores taxas foram identificadas em países do Mediterrâneo oriental, podendo ser correlacionadas à consanguinidade parental observada nessa região. Além disso, em países de baixa e média renda, devido aos recursos limitados, as abordagens de diagnóstico avançado são limitadas.[44,45]

Em relação à incidência por gênero, geralmente não há diferença significativa na prevalência entre meninos e meninas para a maioria dos EIM. No entanto, a incidência pode variar de acordo com o tipo de erro metabólico.[42,44] Alguns EIM podem afetar igualmente meninos e meninas, enquanto outros podem ter predominância em um dos sexos. Algumas doenças, como a deficiência de glicose-6-fosfato desidrogenase (G6PD), são condições genéticas ligadas ao cromossomo X, nas quais os homens são frequentemente mais afetados. Além dessa condição, a síndrome de Lesch-Nyhan e a adrenoleucodistrofia são doenças também ligadas ao cromossomo X que afetam mais homens do que mulheres.[42]

Os fenótipos dos EIM podem variar entre diversas manifestações. Dentre elas, podem-se citar, em especial, as manifestações neurológicas, incluindo crises neonatais refratárias, encefalopatia mioclônica precoce, espasmos infantis e epilepsia generalizada.[46]

SÍNDROME DE ANGELMAN E DE PRADER-WILLI

A síndrome de Prader-Willi é caracterizada por alterações presentes desde o período pós-neonatal e na infância. Uma doença rara, a síndrome de Prader-Willi apresenta incidência de 1 para 10 a 15 mil recém-nascidos.[11] As síndromes de Prader-Willi e de Angelman são distúrbios clinicamente distintos associados aos distúrbios do neurodesenvolvimento.[47]

Genótipo: a base genética das síndromes de Angelman e de Prader-Willi

Angelman e Prader-Willi são síndromes genéticas relacionadas a distúrbios no braço longo do par de cromossomos 1. Nessa região genômica existem duas regiões de relevância fisiopatológica e clínica para tais alterações. De forma simplificada, essas regiões estão sujeitas a um mecanismo de controle epigenético chamado *imprinting* genômico, no qual, por meio de metilação de regiões gênicas, ocorre o silenciamento de uma das cópias parentais desse gene, de forma que somente uma delas é transcrita e expressa.[11] A região PWS (*Prader-Willi syndrome*) contém múltiplos genes relacionados a diferentes funções hormonais, de controle de peso, respiratórias e cognitivas, ainda não bem estabelecidas. Já a região AS (*Angelman syndrome*), imediatamente adjacente à região PWS, abriga um gene de especial interesse, o gene *UBE3A*, de relevância significativa para sinaptogênese e migração celular, devido a seu papel na via da enzima ubiquitina na degradação e reciclagem de proteínas intracelulares.[48,49]

Em neurônios saudáveis, a região PWS está sujeita aos efeitos do *imprinting* genômico. A cópia materna é metilada e silenciada, enquanto a cópia paterna é responsável pela expressão dos genes contidos em sua região. Por outro lado, a transcrição da região AS no cromossomo paterno é impedida pelo inibidor SNHG-14 (*small nucleolar RNA host gene 14*), cujo gene se encontra na própria região PWS. Dessa forma, somente a cópia materna do gene *UBE3A* é expressa.[49]

Fenótipo: manifestações clínicas das síndromes de Angelman e de Prader-Willi

As principais manifestações clínicas das síndromes de Angelman e de Prader-Willi são a hipotonia generalizada, a hiperfagia e a obesidade graves, graus variados de hipopituitarismo e deficiência intelectual de moderada a grave, com alteração comportamental e períodos de agressividade.[50,51] Essas síndromes são ocasionadas pela não expressão de genes da região PWS, cujo principal mecanismo é a macrodeleção dessa cópia paterna, mas também inclui mutação intrínseca *de novo* com perda de função ou, ainda, da herança de duas cópias maternas do cromossomo 15 (dissomia uniparental materna). Dentre os diversos genes nessa região, aqueles relacionados ao atraso e regressão do desenvolvimento cognitivo e comportamental são de maior interesse no momento: *Snrpn* e *Snord-116*.[48,51-53] Infelizmente, os mecanismos exatos das vias relacionadas a esses genes que levam ao sintomas cognitivos não são conhecidos, mas tais achados são evidenciados em experimentos com modelos *knock-out* para esses genes.

Em relação à síndrome de Angelman, os sintomas característicos já estão presentes desde muito cedo na infância, com incidência semelhante à sua correlata, com um caso para cada 12 a 20 mil recém-nascidos.[54] Assim como grande parte das síndromes genéticas, o atraso cognitivo é uma das principais características. Contudo, pacientes com síndrome de Angelman apresentam outras características que auxiliam na diferenciação. Entre elas, ataxia, crises epilépticas frequentes e refratárias e alteração comportamental hipermotora com risos imotivados. Os mecanismos relacionados a esses achados estão na não expressão de genes na região AS, em especial o gene *UBE3A*. Tais mecanismos se assemelham àqueles da síndrome de Prader-Willi, com macrodeleção da região como principal, mas com mutações intrínsecas e dissomia uniparental paterna também presentes.[50,51]

Diferentemente da síndrome descrita anteriormente, as vias envolvidas com as lesões desse gene são conhecidas. No hipocampo, a deficiência desse gene leva à diminuição da formação de potenciais de longa duração (*long-term potentiation* – LTP), da plasticidade cerebral e da neurogênese, tão relevantes nessa região, relacionadas à consolidação de novas memórias e ao aprendizado motor e não motor. As estruturas que ocasionam tais consequências são complexas e incluem inibição de receptores NMDA (N-metil D-aspartato) por diminuição da degradação de canais de potássio ativados por cálcio (SK2); desbalanço da via autofágica e de dinâmica de actina, com predomínio da atividade mTORC1 (*mammalian target of rapamycin complex 1*), levando ao prejuízo da sinaptogênese. Já no córtex cerebral, ocorre a deficiência de conexão interneural, notada pela diminuição da formação de brotos dendríticos e do remodelamento de neurônios, e hiperexcitabilidade neuronal, ocasionada pelo desbalanço dos sistemas de controle de excitação celular, com predomínio de neurotransmissores glutamatérgicos.[50,51]

SÍNDROME DE CRI-DU-CHAT

Como condição rara, afeta um indivíduo a cada 15 a 50 mil recém-nascidos, ocasionada pelo encurtamento variável do braço curto do cromossomo 5, que pode ser tanto o materno quanto o paterno.[55] O mecanismo genético envolvido é a haploinsuficiência, na qual uma única cópia parental não é suficiente para suprir o fenótipo saudável do indivíduo.[12]

Genótipo: a base genética da síndrome de Cri-du-Chat

A correlação entre as alterações genotípicas e a manifestação de atraso cognitivo está relacionada à deleção de genes cruciais para a orientação do processo de prolongamento axonal ao longo do desenvolvimento cortical e hipocampal. Entre eles, podem-se citar *SEMAF* (semaforina F) e *CTNND2* (delta-catenina) localizados nessa região.[13,56] Dessa forma, os processos de sinaptogênese e maturação cortical estão comprometidos, levando a atraso cognitivo-motor.

Fenótipo: manifestações clínicas da síndrome de Cri-du-Chat

As principais manifestações são o característico choro agudo, semelhante àquele de um gato (daí seu nome), microcefalia e alterações faciais típicas (pregas epicânticas, micrognatia, ponte nasal alargada, entre outros) e atraso mental grave. No período neonatal, o achado mais característico é o choro agudo e monótono, que geralmente desaparece nos primeiros meses de vida.[55] O choro não se limita a essa síndrome e é conhecido por acompanhar alguns outros distúrbios neurológicos. Os recém-nascidos também apresentam baixo peso ao nascer e microcefalia, bem como asfixia, hipotonia muscular e dificuldade de sucção. Isso leva a comprometimento do crescimento e desenvolvimento durante os primeiros anos de vida.[3] Existem relatos de infecções respiratórias e intestinais recorrentes. A gravidade dessas manifestações é diretamente proporcional ao tamanho da região cromossômica deletada.[13,55]

CONSIDERAÇÕES FINAIS

Em conclusão, as deficiências intelectuais, como as discutidas neste capítulo, colocam desafios significativos aos indivíduos e à sociedade. A prevalência de condições como deficiência intelectual varia, com os fatores genéticos desempenhando um papel crucial. Síndromes como síndrome de Down, síndrome do X frágil, síndrome alcoólica fetal e EIM ilustram a intrincada interação entre genética e fenótipo.

Embora essas condições sejam muitas vezes incuráveis, o diagnóstico precoce e preciso é essencial para o manejo das comorbidades associadas. Os esforços multidisciplinares centrados no desenvolvimento de competências, na integração social e na sensibilização são vitais para mitigar o estigma e melhorar a qualidade de vida dos indivíduos afetados por deficiências intelectuais.

REFERÊNCIAS

1. Barnhill JW. DSM-5-TR® Clinical Cases. DSM-5-TR® Clinical Cases (2023).
2. Association Psychiatric Association (APA). Diagnostic and Statistical Manual of Mental Disorders. 5th edition.
3. American Psychiatric Association (APA). Guía de consulta de los criterios diagnósticos del DSM-5®. 2013.
4. Nair R, Chen M, Dutt AS, Hagopian L, Singh A, Du M. Significant regional inequalities in the prevalence of intellectual disability and trends from 1990 to 2019: a systematic analysis of GBD 2019. Epidemiol Psychiatr Sci. 2022;31.
5. Santos TM, Ferreira JC. Patogênese e aspectos clínicos da Síndrome de Down: uma revisão bibliográfica. Revista FT. Disponível em: https://revistaft.com.br/patogenese-e-aspectos-clinicos-da-sindrome-de-down-uma-revisao-bibliografica/
6. United Nations. World Down Syndrome Day. Disponível em: https://www.un.org/en/observances/down-syndrome-day. Acesso em: 11 set. 2024.
7. Dimopoulos K, Constantine A, Clift P, Condliffe R, Moledina S, Jansen K, et al. Cardiovascular complications of Down syndrome: scoping review and expert consensus. Circulation. 2023;147:425-41.
8. Gensous N, Bacalini MG, Franceschi C, Garagnani P. Down syndrome, accelerated aging and immunosenescence. Semin Immunopathol. 2020;42:635-45.
9. Head E, Helman AM, Powell D, Schmitt FA. Down syndrome, beta-amyloid and neuroimaging. Free Radic Biol Med. 2018;114:102-9.
10. Määttä T, Tervo-Määttä T, Taanila A, Kaski M, Livanainen M. Mental health, behaviour and intellectual abilities of people with Down syndrome. Downs Syndr Res Pract. 2006;11:37-43.
11. Angulo MA, Butler MG, Cataletto ME. Prader-Willi syndrome: a review of clinical, genetic, and endocrine findings. J Endocrinol Invest. 2015;38:1249-63.
12. Cerruti Mainardi P. Cri du Chat syndrome. Orphanet J Rare Dis. 2006;1:1-9.
13. Espirito Santo LD, Moreira LMA, Riegel M. Cri-du-Chat syndrome: clinical profile and chromosomal microarray analysis in six patients. Biomed Res Int. 2016.
14. Holland AJ, Hon J, Huppert FA, Stevens F. Incidence and course of dementia in people with Down's syndrome: findings from a population-based study. J Intellect Disabil Res. 2000;44:138-46.
15. Talbot C, Lendon C, Craddock N, Shears S, Morris JC, Goate A. Protection against Alzheimer's disease with apoE ε2. The Lancet. 1994;343:1432-3.
16. Chudley AE, Hagerman RJ. Fragile X syndrome. J Pediatr. 1987;110:821-31.
17. Tabolacci E, Nobile V, Pucci C, Chiurazzi P. Mechanisms of the FMR1 repeat instability: how does the CGG sequence expand? Int J Mol Sci. 2022;23.
18. Simpson NE, Newman BJ, Partington MW. Fragile-X syndrome III: dermatoglyphic studies in males. Am J Med Genet. 1984;17:195-207.
19. Hagerman RJ, Berry-Kravis E, Hazlett HC, Bailey Jr., DB, Moine H, Kooy RF, et al. Fragile X syndrome. Nat Rev Dis Primers. 2017;3.
20. Cregenzán-Royo O, Brun-Gasca C, Fornieles-Deu A. Behavior problems and social competence in fragile X syndrome: a systematic review. Genes (Basel). 2022;13.
21. Hagerman RJ. Fragile X syndrome. Management of Genetic Syndromes. 2005.
22. Hagerman RJ. Fragile X syndrome. Curr Probl Pediatr. 1987;17:626-74.

23. Bell MV, Hirst MC, Nakahori RN, MacKinnon RN, Roche A, Flint TJ, et al. Physical mapping across the fragile X: hypermethylation and clinical expression of the fragile X syndrome. Cell. 1991;64:861-6.
24. Rousseau F, Heitz D, Biancalana V, Blumenfeld S, Kretz C, Boué J, et al. Direct diagnosis by DNA analysis of the fragile X syndrome of mental retardation. N Engl J Med. 1991;325:1673-81.
25. Butler MG, Mangrum T, Gupta R, Singh DN. A 15-item checklist for screening mentally retarded males for the fragile X syndrome. Clin Genet. 1991;39:347-54.
26. Lachiewicz AM, Dawson DV, Spiridigliozzi GA. Physical characteristics of young boys with fragile X syndrome: reasons for difficulties in making a diagnosis in young males. Am J Med Genet. 2000;92(4):229-36.
27. Zhu Z, Li W, Zhan J, Wu L, Zhao Z. Adaptive behaviour of Chinese boys with fragile X syndrome. J Intellect Disabil Res. 2016;60:1-8.
28. Hunter J, Rivero-Arias O, Angelov A, Kim E, Fotheringham I, Leal J. Epidemiology of fragile X syndrome: a systematic review and meta-analysis. Am J Med Genet A. 2014;164:1648-58.
29. Medina AE. Fetal alcohol spectrum disorders and abnormal neuronal plasticity. Neuroscientist. 2011;17:274.
30. Mattson SN, Bernes GA, Doyle LR. Fetal alcohol spectrum disorders: a review of the neurobehavioral deficits associated with prenatal alcohol exposure. Alcohol Clin Exp Res. 2019;43:1046.
31. May PA, Marais A-S, Kalberg WO, de Vries M, Buckley D, Hasken JM, et al. Multifaceted case management during pregnancy is associated with better child outcomes and less fetal alcohol syndrome. Ann Med. 2023;55:926.
32. May PA, Marais A-S, de Vries M, Buckley D, Kalberg WO, Hasken JM, et al. The prevalence, child characteristics, and maternal risk factors for the continuum of fetal alcohol spectrum disorders: a sixth population-based study in the same South African community. Drug Alcohol Depend. 2021;218:108408.
33. May PA, Hasken JM, Manning MA, Robinson LK, Abdul-Rahman O, Adam MP, et al. Characteristic physical traits of first grade children in the United States with fetal alcohol spectrum disorders (FASD) and associated alcohol and drug exposures. Am J Med Genet A. 2022;188:2019.
34. Ehrhart F, Roozen S, Verbeek J, Koek G, Kok G, van Kranen H, et al. Review and gap analysis: molecular pathways leading to fetal alcohol spectrum disorders. Mol Psychiatry. 2019;24:10.
35. McQuire C, Daniel R, Hurt L, Kemp A, Paranjothy S. The causal web of foetal alcohol spectrum disorders: a review and causal diagram. Eur Child Adolesc Psychiatry. 2020;29:575.
36. Nielsen DA, Virkkunen M, Lappalainen J, Eggert M, Brown GL, Long JC, et al. A tryptophan hydroxylase gene marker for suicidality and alcoholism. Arch Gen Psychiatry. 1998;55:593-602.
37. Hoyme HE, May PA, Kalberg WO, Kodituwakku P, Gossage JP, Trujillo PM, et al. A practical clinical approach to diagnosis of fetal alcohol spectrum disorders: clarification of the 1996 Institute of Medicine Criteria. Pediatrics. 2005;115:39-47.
38. Cordero JF. A practical clinical approach to diagnosis of fetal alcohol spectrum disorders: clarification of the 1996 Institute of Medicine Criteria [1]. Pediatrics. 2005;115:1787.
39. Manning MA, Eugene Hoyme H. Fetal alcohol spectrum disorders: a practical clinical approach to diagnosis. Neurosci Biobehav Rev. 2007;31:230-8.
40. Agana M, Frueh J, Kamboj M, Patel DR, Kanungo S. Common metabolic disorder (inborn errors of metabolism) concerns in primary care practice. Ann Transl Med. 2018;6:469.
41. Schneller JL, Lee CM, Bao G, Venditti CP. Genome editing for inborn errors of metabolism: advancing towards the clinic. BMC Med. 2017;15:1-12.
42. Arslan N, Kisa PT. Inborn errors of immunity and metabolic disorders: current understanding, diagnosis, and treatment approaches. J Pediatr Endocrinol Metabol. 2021;34:277-94.

43. Cassiman D. Gene transfer for inborn errors of metabolism of the liver: the clinical perspective. Curr Pharm Des. 2011;17:2550-7.
44. Jeanmonod R, Asuka E, Jeanmonod D. Inborn errors of metabolism. Pediatric Anesthesiology Review: Clinical Cases for Self-Assessment. 2023;607-20.
45. Bucciol G, Moens L, Bosch B, Bossuyt X, Casanova J-L, Puel A, et al. Lessons learned from the study of human inborn errors of innate immunity. J Allergy Clin Immunol. 2019;143:507.
46. Van Karnebeek CDM, Stockler S. Treatable inborn errors of metabolism causing intellectual disability: a systematic literature review. Mol Genet Metab. 2012;105:368-81.
47. Holland A, Manning K, Whittington J. The paradox of Prader-Willi syndrome revisited: making sense of the phenotype. EbioMedicine. 2022;78.
48. Cao Y, AlHumaidi SS, Faqeih EA, Pitel BA, Lundquist P, Aypar U. A novel deletion of SNURF/SNRPN exon 1 in a patient with Prader-Willi-like phenotype. Eur J Med Genet. 2017;60:416-20.
49. Bochukova EG, Lawer K, Croizer S, Keogh JM, Patel N, Strohbehn G, et al. A transcriptomic signature of the hypothalamic response to fasting and BDNF deficiency in Prader-Willi syndrome. Cell Rep. 2018;22:3401-8.
50. Zampeta FI, Distel B, Elgersma Y, Iping R. From first report to clinical trials: a bibliometric overview and visualization of the development of Angelman syndrome research. Hum Genet. 2022;141:1837.
51. Aguilera C, Gabau E, Laurie S, Baena N, Derdak S, Capdevila N, et al. Identification of a de novo splicing variant in the Coffin-Siris gene, SMARCE1, in a patient with Angelman-like syndrome. Mol Genet Genomic Med. 2019;7.
52. Berger SI, Ciccone C, Simon KL, Malicdan MC, Vilboux T, Billington C, et al. Exome analysis of Smith-Magenis-like syndrome cohort identifies de novo likely pathogenic variants. Hum Genet. 2017;136:409-20.
53. Buiting K. Prader-Willi syndrome and Angelman syndrome. Am J Med Genet C Semin Med Genet. 2010;154:365-76.
54. Pelc K, Cheron G, Dan B. Behavior and neuropsychiatric manifestations in Angelman syndrome. Neuropsychiatr Dis Treat. 2008;4:577.
55. Rodríguez-Caballero A, Torres-Lagares D, Rodríguez-Pérez A, Serrera-Figallo M-A, Hernández-Guisado J-M, Machuca-Portillo G. Cri du chat syndrome: a critical review. Med Oral Patol Oral Cir Bucal. 2010;15.
56. Ohnuki Y, Torii C, Kosaki R, Yagihashi T, Sago H, Hayashi K, et al. Cri-du-Chat syndrome cytogenetically cryptic recombination aneusomy of chromosome 5: implications in recurrence risk estimation. Mol Syndromol. 2010;1:95.

SEÇÃO II

Desafios do Envelhecimento na Deficiência Intelectual

Capítulo **3**

Envelhecimento e deficiência intelectual: o que esperar?

Jacqueline Abrisqueta-Gomez

Pontos-chave:

- Deficiência intelectual e envelhecimento, com destaque para os desafios específicos enfrentados por pessoas com deficiência intelectual à medida que envelhecem.
- O fenômeno do envelhecimento prematuro em pessoas com deficiência, destacando a maneira como algumas condições podem acelerar o processo de envelhecimento.
- Discussão sobre as características e desafios associados ao envelhecimento em pessoas com deficiência intelectual, incluindo questões cognitivas, sensoriais, funcionais e psiquiátricas.
- A importância da compreensão sobre abordagem multidimensional para compreender o envelhecimento na síndrome de Down, considerando diversos aspectos físicos, cognitivos, emocionais e sociais.
- Análise dos aspectos cognitivos, sensoriais e funcionais que podem impactar o envelhecimento em pessoas com síndrome de Down.
- Discussão sobre os aspectos psiquiátricos comuns e o risco aumentado de desenvolver doença de Alzheimer em pessoas com síndrome de Down à medida que envelhecem.
- Estratégias de avaliação utilizadas no diagnóstico da doença de Alzheimer em idosos com síndrome de Down.
- Avaliação integral ao lidar com idosos com deficiência intelectual.

INTRODUÇÃO

O aumento da longevidade na sociedade, especialmente entre pessoas com deficiência, é um fenômeno emergente. Segundo o relatório da Organização

Mundial da Saúde (OMS) de 2023, estima-se que 1,3 bilhão de pessoas, ou 16% da população global, vivenciam uma deficiência significativa atualmente. Pessoas com deficiências congênitas ou adquiridas estão alcançando idades que não foram imaginadas em gerações anteriores. Essa realidade emergente ocasiona desafios que exigem modelos de apoio inovadores para garantir dignidade, qualidade de vida e cidadania no processo de envelhecimento dessa população.

Este capítulo fornece as perspectivas conceituais para a compreensão atual relacionada aos processos de envelhecimento de pessoas com deficiência intelectual, destacando as possibilidades de intervenções multidimensionais para melhorar a qualidade de vida nessa população.

DEFICIÊNCIA E ENVELHECIMENTO

A deficiência faz parte da condição humana; praticamente todas as pessoas podem adquirir algum tipo de deficiência, seja de forma transitória ou permanente, ao longo de suas vidas. Aqueles que chegam à velhice podem enfrentar dificuldades crescentes em seu funcionamento. O termo "deficiência" engloba deficiências nas funções e estruturas corporais, limitações na capacidade de realizar atividades e restrições na participação social de uma pessoa com uma condição de saúde.[1] Assim, o envelhecimento pode ser afetado pela presença de um déficit estrutural ou fisiológico nas categorias física, mental, intelectual, sensorial ou múltipla, podendo ou não gerar deficiência. Globalmente, o envelhecimento está alterando a prevalência da deficiência, pois o risco de adquirir uma deficiência permanente que potencialmente cause deficiência aumenta com a idade.

Segundo o relatório da OMS,[2] atualmente existem mais de 1 bilhão de pessoas com deficiência no mundo, e cerca de 85 milhões vivem na América Latina. No Brasil, segundo estimativas feitas pelo Instituto Brasileiro de Geografia e Estatística (IBGE),[3] há 17,2 milhões de pessoas com deficiência, representando 10% da população com idade de 40 a 59 anos e 24,8% com idade de 60 anos ou mais. A expectativa é que esse número continue a aumentar devido ao crescimento populacional e aos avanços médicos, prolongando a vida e o processo de envelhecimento. Contudo, as pessoas com deficiência formam um grupo diversificado, e fatores como sexo, idade, identidade de gênero, orientação sexual, religião, raça, etnia e situação econômica, entre outros, podem afetar suas expectativas de vida.

Da mesma forma, o nível de deficiência pode variar consideravelmente, dependendo da natureza e gravidade da deficiência, além de outros fatores, como acesso à assistência médica, ambiente social e econômico e suporte disponível. Há estudos que indicam a perspectiva animadora de que pessoas com deficiência poderiam desfrutar de uma expectativa de vida comparável à média da população em geral, especialmente se contarem com o apoio adequado e tiverem acesso a serviços de saúde apropriados. No entanto, em situações de deficiências mais severas ou doenças crônicas, a expectativa de vida tende a ser reduzida.

Contudo, devido às inúmeras desigualdades de saúde enfrentadas pela maioria dos indivíduos com deficiência, há a possibilidade de uma redução na expectativa de vida, chegando a ser até 20 anos inferior àquela observada em indivíduos sem deficiência. Isso ocorre em virtude do aumento significativo, dobrado, no risco de desenvolver problemas de saúde, tais como depressão, asma, diabetes, acidente vascular cerebral, obesidade e condições bucais precárias, entre outros.[2] É importante ressaltar que fazer uma afirmação única para todas as pessoas com deficiência é uma tarefa desafiadora, dada a ampla diversidade nos tipos e graus de deficiência.

Envelhecimento prematuro e deficiência

Este é um aspecto frequentemente negligenciado na complexa relação entre envelhecimento e deficiência: o fenômeno do envelhecimento prematuro. Enquanto o envelhecimento é um processo natural e inevitável, algumas pessoas com deficiência enfrentam desafios adicionais que podem acelerar consideravelmente esse processo. Essa aceleração está associada a fatores como o estresse adicional sobre o corpo, o impacto da condição de deficiência na saúde global e uma maior propensão a enfrentar condições de saúde relacionadas à idade em estágios mais precoces da vida.

O envelhecimento prematuro em pessoas com deficiência refere-se ao processo de envelhecimento que ocorre em idades mais jovens do que seria esperado, tudo devido à presença de uma condição de deficiência. O envelhecimento prematuro pode manifestar-se em indivíduos com diversas deficiências. Condições de saúde e deficiências podem acarretar um desgaste mais acentuado do corpo ao longo do tempo, antecipando o surgimento de sintomas de envelhecimento.[4]

Dentre as deficiências e condições associadas ao envelhecimento prematuro, destacam-se:

- Deficiências físicas: indivíduos com deficiências físicas, como paralisia cerebral ou distrofia muscular, enfrentam desafios adicionais que impactam a saúde geral, contribuindo para o envelhecimento prematuro.
- Deficiências intelectuais e genéticas: pessoas com deficiências intelectuais podem ter maior vulnerabilidade a certas condições de saúde e desafios específicos ao envelhecer. Em particular, deficiências intelectuais causadas por doenças genéticas estão associadas a processos de envelhecimento acelerado. Síndromes genéticas específicas podem influenciar o envelhecimento celular, assunto que será aprofundado nas próximas páginas.
- Doenças crônicas: indivíduos com deficiências propensas a desenvolver doenças crônicas, como diabetes, doenças cardíacas ou pulmonares, podem experimentar um envelhecimento prematuro devido às complicações associadas a essas condições.
- Condições de saúde mental: algumas deficiências estão associadas a condições de saúde mental, que, por sua vez, podem influenciar o processo de envelhecimento.

É crucial reconhecer que nem todas as pessoas com deficiência vivenciarão o envelhecimento prematuro, e os efeitos podem variar consideravelmente, dependendo do tipo e da gravidade da deficiência, bem como de outros fatores individuais e ambientais. O envelhecimento prematuro destaca a necessidade de cuidados e apoios específicos para assegurar uma qualidade de vida adequada e abordar questões de saúde que podem surgir mais precocemente em comparação com a população em geral. Essa área de estudo e prática busca compreender e enfrentar os desafios únicos enfrentados por pessoas com deficiência que envelhecem precocemente.[4]

ENVELHECIMENTO NA DEFICIÊNCIA INTELECTUAL

Deficiência intelectual é um transtorno do neurodesenvolvimento caracterizado por déficits intelectuais e de comportamento adaptativo.[5] Esses déficits afetam a participação em atividades sociais, comunitárias, acadêmicas e ocupacionais, relacionadas ao desenvolvimento neurológico (morfológico e funcional), e, portanto, afetam uma variedade de disfunções cognitivas diferentes, dependendo de fatores como etiologia, transtornos comórbidos, ambiente ou estimulação recebida.[6]

A avaliação diagnóstica e a classificação da etiologia consistem na descrição de todos os fatores de risco que afetam um indivíduo específico, contribuindo para seu funcionamento atual e para um possível diagnóstico de deficiência intelectual. As correlações genótipo-fenótipo podem ser úteis, mas é necessário ter cautela ao aplicar esses dados às circunstâncias individuais.

Nesta parte do capítulo, será abordado o envelhecimento de pessoas com deficiência intelectual, com foco especial naqueles com síndrome de Down, dado que é o tipo de deficiência intelectual mais estudado.

A síndrome de Down, alteração cromossômica numérica na qual o indivíduo apresenta um cromossomo 21 a mais, foi descrita pela primeira vez em 1866, pelo médico inglês John Langdon Down. Esse distúrbio genético causado pela trissomia do cromossomo 21 se apresenta em três tipos diferentes:[7]

1. Trissomia 21 livre: ocorre uma não disjunção durante o processo de divisão celular (meiose) que deu origem aos gametas. Nesse caso, um dos gametas possui um cromossomo 21 a mais e, após a fecundação, gera um zigoto com a trissomia. Esse tipo é o mais comum de trissomia 21 e comumente é consequência de erro na formação do gameta materno.[7] Geralmente a trissomia 21 livre apresenta características físicas e cognitivas consistentes, como características faciais distintivas, atraso no desenvolvimento cognitivo e, às vezes, problemas de saúde associados.
2. Trissomia 21 em translocação: esse tipo é pouco comum, ocorrendo em 3 a 4% dos casos. Aparece mais frequentemente associado ao tipo de síndrome de Down hereditário, e é possível observar vários subgrupos. Nesse caso, não se observa uma parte de um cromossomo 21 ligado a outro cromossomo.[7] Suas características são semelhantes às da trissomia 21 livre, mas a gravidade dos sintomas pode variar. Pode haver casos em que a pessoa tem um desenvolvimento cognitivo próximo ao normal, dependendo da extensão do envolvimento cromossômico.
3. Trissomia 21 em mosaico: esse tipo é o menos comum. Há a formação da primeira célula com o número normal de cromossomos, entretanto ocorre erro nas divisões celulares que ocorrem na sequência.[7] Portanto, há indivíduos com células normais e com células trissômicas. Apresenta

variabilidade nas manifestações clínicas, uma vez que os sintomas podem ser menos pronunciados em comparação com a trissomia 21 livre. O grau de atraso no desenvolvimento cognitivo pode ser menor.

Este capítulo se referirá mais à trissomia 21 livre, que é o tipo mais comum de síndrome de Down e que tem sido mais investigado.

Características da síndrome de Down (trissomia 21)

É caracterizada por atraso no desenvolvimento motor e intelectual e por características físicas similares. O envelhecimento em pessoas com síndrome de Down é uma novidade e uma conquista. Esse feito é resultado da melhor compreensão da realidade e das necessidades desse grupo, levando a uma melhoria substancial em sua qualidade de vida, especialmente na área da saúde, bem como por meio do fornecimento de apoios que melhoraram sua participação, inclusão educacional e social por intermédio de organizações de apoio.[8]

No entanto, alcançar uma nova fase da vida, a velhice, traz consigo novos desafios no campo da saúde e do suporte para pessoas com síndrome de Down. Como característica principal, pessoas com síndrome de Down experimentam um processo de envelhecimento acelerado, começando por volta dos 40 a 45 anos, quando começam a manifestar características próprias de uma população mais idosa.[9] Isso inclui maior probabilidade de desenvolver a doença de Alzheimer ou outras formas de declínio cognitivo, que aumenta com a idade.[8]

Além disso, em situações de dependência, a maioria dos cuidados para pessoas com síndrome de Down recai sobre a família. Quando esses cuidadores familiares envelhecem, há o risco de que também tenham perdido a autonomia; fenômeno do duplo envelhecimento.

Abordagem multidimensional para a compreensão do envelhecimento na síndrome de Down

Segundo Farriols Danés,[4] no contexto das pessoas com síndrome de Down, é crucial desenvolver indicadores específicos de fragilidade e comorbidade relacionados ao envelhecimento e à demência. Comorbidade implica a presença de vários transtornos ou doenças. Incapacidade envolve restrição ou perda da capacidade de realizar uma atividade, e fragilidade refere-se à vulnerabilidade e à perda de homeostase devido à diminuição da reserva funcional. Essencialmente, trata-se de uma síndrome biológica que envolve a diminuição da reserva funcional, resultando em deterioração funcional progressiva e, eventualmente, levando à morte.

Aspectos físicos no envelhecimento com síndrome de Down

Segundo artigo de Farriols Danés,[4] adultos com síndrome de Down apresentam os seguintes sintomas de envelhecimento prematuro:

Embranquecimento precoce do cabelo, alopecia e rugas na pele são observados como sintomas de envelhecimento em pessoas com síndrome de Down. Outras questões dermatológicas incluem dermatite atópica, infecções fúngicas, dermatite seborreica e xerose. Essas condições podem estar relacionadas, em parte, à diminuição do autocuidado associada à perda da funcionalidade.

Distúrbios convulsivos aumentam em frequência com a idade na síndrome de Down, atingindo 24 a 28% em adultos com mais de 50 anos. Os tipos comuns de crises são tônico-clônicas ou parciais simples ou complexas. Além disso, a epilepsia de início tardio parece estar associada ao início da demência, afetando 75 a 85% das pessoas com síndrome de Down com mais de 50 anos que têm doença de Alzheimer.

Disfunção tireoidiana apresenta prevalência crescente em adultos com síndrome de Down com o avanço da idade. Cerca de 35 a 40% dos adultos apresentam função tireoidiana anormal, e 7 a 8% têm hipotireoidismo ativo. Essa condição pode ser uma causa tratável de deterioração cognitiva, destacando a importância de revisar sistematicamente a função tireoidiana.

A **obesidade** afeta mais de 50% dos adultos com síndrome de Down, aumentando os riscos cardiovasculares (hipertensão arterial), osteoarticulares e metabólicos (dislipidemia, diabetes *mellitus*, hiperuricemia). Fatores contribuintes incluem menor nível de exercício físico, hábitos alimentares, metabolismo basal e hipotireoidismo.

A **apneia obstrutiva do sono** é mais prevalente em adultos com síndrome de Down (superior a 60%), devido às características morfológicas que persistem com a idade (amígdalas aumentadas, glosoptose e outros fatores faciais e das vias respiratórias), sendo favorecida pela obesidade.

Osteoporose apresenta risco aumentado em adultos com síndrome de Down. Frequentemente, os problemas osteoarticulares resultam da degeneração precoce do osso e da doença articular e aumentam com a idade, devido à menopausa precoce, menor atividade física ou baixo tônus muscular. A osteoartrite degenerativa, que se manifesta com entorpecimento, fraqueza e dor, também é comum. Problemas ortopédicos relacionados a anomalias osteoarticulares congênitas, como pés planos, são frequentes.

A **coluna vertebral** pode apresentar instabilidade atlantoaxial, o que pode ocorrer em adultos mais velhos com síndrome de Down. Embora seja rara (1,5%), pode causar sintomatologia neurológica, como dificuldade ao caminhar, dor no pescoço ou torcicolo. Outras condições esqueléticas degenerativas menos comuns incluem luxações de quadril e subluxações de rótula.

O **prolapso da válvula mitral** é mais comum em adultos com síndrome de Down (46 a 57%), e sua ocorrência tardia é independente da cardiopatia congênita. Mulheres com síndrome de Down têm menopausa precoce entre 45 e 47 anos, cerca de 4 a 6 anos antes de mulheres com outra deficiência intelec tual ou da população em geral. Isso implica maior risco de cardiopatias, osteoporose e câncer de mama.

Alterações na imunidade aumentam o risco de doenças infecciosas na população com síndrome de Down. A pneumonia é um processo frequente em pessoas mais velhas com essa síndrome, sendo a principal causa de mortalidade.

Pneumonias por aspiração são favorecidas pelas características morfológicas e pelos distúrbios na deglutição devido à diminuição, com a idade, da flexibilidade das estruturas, peristaltismo esofágico e faríngeo e sensibilidade faríngea (diminuindo a detecção de líquidos e do bolo alimentar, o que pode ocasionar a passagem de conteúdo da faringe para a traqueia).

A imunidade deprimida também condiciona problemas bucodentários e dermatológicos, destacando-se a importância da higiene bucodental e de cuidados com a pele.[4]

Aspectos cognitivos, sensoriais e funcionais no envelhecimento com síndrome de Down

A associação entre deficiência intelectual e síndrome de Down aparece em diversas conceituações da deficiência intelectual utilizadas até hoje, nas quais a síndrome de Down é classificada como um tipo de deficiência intelectual e também como uma de suas causas. Em outras palavras, a síndrome é um tipo e, ao mesmo tempo, uma causa da deficiência.[10] Em razão disso, ambas são apresentadas como sinônimos. Contudo, atualmente se sabe que existem três tipos diferentes de trissomia 21 (livre, em translocação e em mosaico), o que significa que podem existir indivíduos com síndrome de Down com desenvolvimento cognitivo próximo ao normal, dependendo da extensão do envolvimento cromossômico.

No caso da trissomia 21 livre, que é o tipo mais corriqueiro de apresentação, pessoas com síndrome de Down revelam-se bastante capazes de aprender, embora seu ritmo de assimilação seja mais lento. Também, apesar de apresentarem menor capacidade de atenção e memória, os resultados dos tratamentos indicam promissoras melhorias.[10] Isso ocorre porque, uma vez que os processos de neurodesenvolvimento ocorrem, tanto a atividade neuronal espontânea quanto aquela desencadeada por estímulos externos são essenciais para estimular e orientar o processo de desenvolvimento das conexões sinápticas.

Feuerstein et al.[11] destacaram que crianças diagnosticadas com síndrome de Down e consideradas com um quociente intelectual (QI) na faixa de 30 a 70 ressaltam na qualidade dinâmica da inteligência. Mesmo quando a causa do retardo mental é de origem biológico-genética e cromossômica, os autores enfatizam a possibilidade de modificabilidade cognitiva por meio da aplicação da Experiência de Aprendizagem Mediada (EAM12). Mas salientam que essa abordagem demanda um esforço significativo, já que as crianças com síndrome de Down também têm problemas sensoriais e necessitam de mediação especial, intensa e sistemática entre elas e o mundo para aprender e progredir.

Logo, as habilidades cognitivas no envelhecimento em indivíduos com síndrome de Down apresentam variação individual, reiterando o fato de que cada pessoa com síndrome de Down é única e o envelhecimento cognitivo pode variar amplamente entre os indivíduos. Fatores genéticos, ambientais e de saúde desempenham papéis importantes na trajetória do envelhecimento cognitivo.

No entanto, existem algumas características comuns. Gradualmente, assim como na população em geral, os indivíduos com síndrome de Down podem experimentar um declínio cognitivo à medida que envelhecem. No entanto, o início e a taxa desse declínio podem variar consideravelmente de uma pessoa para outra.[4] Os problemas mais frequentes incluem:

- Deterioração da memória: problemas de memória episódica e semântica podem influenciar a capacidade de lembrar palavras, expressões e informações linguísticas.
- Dificuldades na comunicação: o envelhecimento pode contribuir para dificuldades na expressão verbal e na compreensão da linguagem.

- Alterações na fala: mudanças na articulação e na clareza da fala podem ocorrer devido ao envelhecimento dos músculos faciais e bucais.
- Declínio nas habilidades motoras orais: o enfraquecimento das habilidades motoras orais pode afetar a produção de sons da fala, assim como problemas de deglutição podem impactar a comunicação verbal.
- Anomalias de visão: são comuns em adultos com síndrome de Down em idades avançadas, ocorrendo em uma porcentagem maior do que na população em geral. Dentre os problemas oftalmológicos mais comuns destacam-se cataratas, estrabismo, problemas de refração e ceratocone. Mesmo após cirurgia, distúrbios visuais podem persistir devido ao uso inadequado de lentes bifocais.[12]
- Perda auditiva: relacionada à idade, é mais comum e precoce do que na população em geral. Os transtornos auditivos neurossensoriais para frequências altas começam cerca de 30 anos antes em comparação com a população em geral, com um processo de degeneração mais rápido e progressivo. A partir dos 45 a 50 anos, até 70% de idosos com síndrome de Down apresentam perda auditiva (53% moderada, 17% grave).[12]

É importante destacar que os transtornos auditivos frequentemente estão subdiagnosticados ou são detectados tardiamente, e a correção com próteses auditivas é inferior ao esperado. A perda auditiva resulta em diminuição da aferência sensorial, com dificuldade em detectar informações verbais do ambiente, favorecendo o isolamento social e a falta de estímulo cognitivo.

Outro aspecto que requer atenção é o problema da cera de ouvido, que facilmente obstrui o canal auditivo externo, mais estreito do que na população em geral. É importante monitorar e remover a cera, pois ela pode piorar a perda auditiva.[4]

Além disso, diversos estudos ratificaram que, a partir dos 50 anos, observa-se uma diminuição funcional e cognitiva mais acelerada do que na população em geral. Esse declínio se manifesta em idades mais precoces, aumentando o risco de desenvolver a demência. Contudo, em faixas etárias inferiores a 40 a 50 anos não se evidencia maior risco de declínio funcional. Pelo contrário, pessoas com síndrome de Down demonstram habilidades superiores em comparação com outros tipos de retardo mental.[13]

Devido aos desafios cognitivos, algumas pessoas com síndrome de Down podem experimentar uma diminuição do interesse em se comunicar ou se tornar mais retraídas socialmente. Outras podem manter as habilidades sociais e emocionais ao longo do envelhecimento. A participação em atividades sociais, o apoio da família e da comunidade e intervenções específicas podem contribuir para a qualidade de vida e o bem-estar.

Aspectos psiquiátricos e doença de Alzheimer na síndrome de Down

Depressão é o transtorno psiquiátrico mais comum na população com síndrome de Down, e sua incidência aumenta com o envelhecimento, sendo mais prevalente do que na população em geral ou em outros tipos de transtornos mentais. Alguns fatores desencadeantes incluem a perda de visão ou audição, a perda de capacidade funcional ou o falecimento de um familiar ou cuidador próximo. Assim como na demência, é difícil estabelecer o diagnóstico de depressão na síndrome de Down, principalmente devido às dificuldades em expressar e comunicar seu estado emocional.[14]

Alguns sintomas que podem ser apresentados incluem tristeza, labilidade afetiva, tendência ao isolamento, apatia, falta de energia, mudanças de humor, sintomas somáticos, medos e outros. Também é relativamente comum apresentarem alterações de comportamento e pensamento, como sintomas psicóticos. Os sintomas psicóticos e a somatização são mais frequentes em pessoas mais velhas com síndrome de Down do que em jovens, e a ansiedade e o choro são mais intensos.

A prevalência de sintomas depressivos em pessoas com síndrome de Down e doença de Alzheimer (20%) é muito superior à da população em geral. O diagnóstico diferencial inicial entre demência e depressão pode ser difícil (podendo ocorrer simultaneamente). A depressão é mais flutuante, reversível e geralmente responde bem ao tratamento.[14]

A doença de Alzheimer na síndrome de Down se manifesta de forma mais frequente e em idades significativamente mais precoces em comparação com a população em geral. A proteína precursora amiloide se localiza no cromossomo 21, responsável pela produção da proteína beta-amiloide, que pode se acumular no cérebro, formando placas. Pessoas com a síndrome têm um gene a mais desse cromossomo, o que significa que elas produzem ainda mais essa proteína. Além disso, há a formação de emaranhados neurofibrilares, patologia cerebrovascular, patologia de substância branca, dano oxidativo, neuroinflamação e perda de neurônios. O tanto de proteína amiloide visto em pessoas com síndrome de Down se assemelha àquelas que têm a forma hereditária e precoce de Alzheimer.[15]

Estudos *post mortem* revelaram que aproximadamente 80% das pessoas com mais de 40 anos desenvolvem características neuropatológicas da doença de Alzheimer, embora os sintomas clínicos de demência possam ocorrer alguns anos depois. Parece que 8% das pessoas entre 35 e 49 anos, 55% das pessoas entre 50 e 59 anos e 75% das pessoas com mais de 60 anos desenvolvem demência, diferentemente de pessoas sem a síndrome; a mortalidade chega a ser cinco vezes maior nessa população.[15] Atualmente, com avanços na pesquisa nesse campo, é provável que a porcentagem de pacientes diagnosticados seja maior do que em estudos anteriores. Outro tipo menos comum de demência, embora também detectado em pessoas com síndrome de Down, é a demência por corpos de Lewy.[16]

Avaliação no diagnóstico da doença de Alzheimer em idosos com síndrome de Down

Detectar as primeiras manifestações clínicas da demência é complexo devido à dificuldade de distingui-la dos déficits cognitivos prévios, de uma depressão, do *delirium* ou de um hipotireoidismo. Além disso, a presença de déficits sensoriais pode mascarar os sintomas. É comum que um evento vital estressante seja o desencadeador do início da doença de Alzheimer.[15]

Os critérios diagnósticos de demência devem ser considerados:

- Deterioração do nível prévio de memória a curto e longo prazo.
- Afetação de pelo menos outra função cognitiva, que pode se manifestar como um dos seguintes sintomas: alteração do nível basal de orientação temporal e espacial, afasia, perda progressiva da linguagem oral e escrita adquirida, apraxia, perda de capacidades manipulativas, entre outros.

Para diagnosticar demência, esses dois critérios devem estar acompanhados de incapacidade para realizar atividades cotidianas habituais, ou seja, uma mudança no funcionamento social e/ou laboral ou em seu grau de independência nas atividades da vida diária (básicas ou instrumentais).[15]

Em fases mais avançadas, podem surgir mais distúrbios comportamentais, como mudanças na personalidade, alterações na percepção, ideias delirantes, comportamentos agressivos, desinibição (sexual ou comportamentos socialmente inadequados), irritabilidade, apatia ou comportamentos repetitivos. Os sinais neurológicos geralmente aparecem nas fases moderadas e graves, como incontinência urinária ou fecal, alterações na marcha e tremores. Um bom diagnóstico exige um bom conhecimento do funcionamento anterior do paciente, tanto cognitivo quanto funcional.[15]

Contudo, com esse grupo específico de pacientes, é essencial contar com ferramentas adaptadas e treinamento especializado na área, tanto para a orientação diagnóstica quanto para a intervenção. Com o objetivo de padronizar as escalas para medir as habilidades cognitivas em pessoas com deficiência intelectual, um grupo internacional de trabalho propôs uma bateria de avaliação aplicável à maioria dos adultos com deficiência intelectual. Essa bateria incluiu, por um lado, questionários dirigidos pelo cuidador (como a *Dementia Scale for Down's Syndrome* [DSDS] e o *Dementia Questionnaire for Mentally Retarded Persons* [DMR]) e, por outro lado, questionários administrados ao paciente como o CAMCOG-DS, *Test for Severe Impairment* e outras provas neuropsicológicas específicas.[6,17]

Outros estudos optaram por utilizar uma escala funcional modificada do Índice de Barthel, especialmente adaptada para pessoas com retardo mental em idades avançadas. Essa escala abrange 30 itens e avalia habilidades, tanto básicas quanto instrumentais, em diversas áreas, incluindo tarefas domésticas, higiene pessoal, alimentação e mobilidade.[13]

INTERVENÇÕES PARA IDOSOS COM DEFICIÊNCIA INTELECTUAL

É importante notar que as informações sobre o envelhecimento das pessoas com deficiência intelectual são baseadas em estudos observacionais, e a pesquisa nessa área continua evoluindo. No entanto, a abordagem multidimensional e os cuidados personalizados, assim como a compreensão das necessidades individuais, são fundamentais para melhorar a qualidade de vida dessas pessoas durante o processo de envelhecimento. A seguir serão apresentadas algumas características do processo.

Abordagem multidimensional: avaliação integral do idoso com deficiência intelectual

O processo de abordagem multidimensional começa com uma avaliação geriátrica abrangente, que consiste em um processo diagnóstico interdisciplinar destinado a identificar e avaliar várias dimensões da pessoa: problemas médicos e comorbidades, capacidade funcional, função física, mental (cognitiva, emocional) e social. Essa avaliação é abrangente e protocolar, utilizando escalas padronizadas.

Antecipar a aplicação de protocolos de testes diagnósticos na população com deficiência intelectual pode ser útil para obter dados suficientes sobre os fatores biológicos, psicológicos e sociais prévios, o que pode contribuir para diagnósticos mais precisos. Atualmente há desafios na realização de diagnósticos devido ao alto impacto do "efeito eclipsador" da deficiência intelectual, ou seja, mudanças e patologias associadas diretamente a algumas síndromes, como no caso da síndrome de Down, o que pode levar a ignorar outros aspectos importantes para um diagnóstico adequado.[8]

O objetivo da avaliação integral não é apenas restaurar a saúde do indivíduo com deficiência intelectual, mas também inserir atividades que permitam manter o melhor nível possível de independência e autonomia física e mental, alcançando assim maior qualidade de vida no processo de envelhecimento. A avaliação integral deve ser seguida por um plano terapêutico com intervenções multifatoriais. Isso significa que a avaliação servirá para desenvolver programas de saúde que monitorem de perto e abordem problemas clínicos desde a idade adulta até a velhice.

Intervenções no âmbito social

Existem vários desafios apresentados pelo envelhecimento de pessoas com deficiência intelectual, especialmente aquelas com síndrome de Down, destacando-se:

- A atividade laboral surge como um aspecto especialmente relevante na qualidade de vida percebida pelos adultos.[18] No emprego, o desafio é adaptar os esquemas institucionais ao envelhecimento precoce das pessoas com síndrome de Down, o que implica ajustar a saída prematura do mundo laboral. Isso envolve preparar a transição do local de trabalho para a inatividade, que deve ser progressiva, tentando manter ao máximo as competências adquiridas e evitando uma ruptura traumática na trajetória de vida da pessoa. Além das repercussões emocionais, a aposentadoria significa a perda de uma fonte importante de estímulo, atividade e relações sociais, por isso algumas linhas de ação devem ser adotadas pelas organizações.[18]

Numerosos estudos confirmam os 45 anos como a idade de início dos sintomas de declínio cognitivo, relacional, físico e mental em pessoas com deficiência intelectual, razão pela qual é recomendado considerar o envelhecimento dos trabalhadores com deficiência intelectual a partir dessa idade.[15] A aposentadoria deve partir de uma abordagem holística, sendo importante levar em consideração intervir em todos os aspectos da vida da pessoa. Isso exige coordenação entre profissionais, famílias e empregador, sendo crucial garantir a participação ativa do trabalhador com deficiência intelectual em todas as decisões tomadas no processo de aposentadoria, em consenso com ele sobre as medidas adotadas. De la Fuente Anuncibay et al.[19] recomendam a existência de uma equipe técnica dentro das organizações que trabalhe o processo de aposentadoria de indivíduos com deficiência intelectual. Mas é indispensável que os profissionais da equipe tenham formação sobre o envelhecimento e o declínio de pessoas com deficiência intelectual. Essa equipe deve ter um caráter multidisciplinar e interno à organização, responsável por avaliar e aplicar as medidas adequadas a cada trabalhador com deficiência intelectual. Eles devem facilitar os apoios de ajuste pessoal e social necessários ao trabalhador, coordenando com os profissionais das entidades externas (apoio social) para dar continuidade aos apoios e acompanhamentos em todas as áreas de sua vida.

- Moradia e apoios: preparar possíveis mudanças nos ambientes de moradia diante do processo de envelhecimento e da perda de cuidadores principais. Os resultados do estudo de Sáenz[20] sobre a influência do tipo de moradia na qualidade de vida de pessoas mais velhas com deficiência intelectual indicam que os participantes têm melhor qualidade de vida quando residem em moradias na comunidade. Dentre os diferentes tipos de moradia analisados, observou-se que aqueles que oferecem apoios e recursos específicos aos usuários têm pontuações mais altas nas dimensões de relações interpessoais, desenvolvimento pessoal, autodeterminação e bem-estar físico.

  Por outro lado, Otamendi e Navas[18] observam que o tipo de apoio oferecido na moradia é mais determinante do que o tipo de moradia em si: tanto pessoas com mais de 50 anos quanto aquelas com menos de 50 anos que residiam em moradias com maior suporte contínuo relataram maior bem-estar emocional e físico.

- Acompanhar processos de luto e continuar promovendo sua inclusão social, apesar da possível perda de figuras de apoio como familiares: promover redes sociais alternativas e complementares aos familiares.
- Manter a qualidade de vida em suas diversas dimensões, adaptando recursos, tanto especializados quanto comunitários. Para isso, contar com suas preferências e tomada de decisões, garantindo o direito de participação, com os apoios necessários.[8]

Intervenções na saúde cognitiva e física

Aumentar a expectativa de vida de pessoas com deficiência intelectual é complexo, porque geralmente o envelhecimento vem acompanhado por um aumento no risco de várias condições de saúde na população idosa com deficiência intelectual. Como explicado anteriormente, indivíduos com deficiência intelectual tendem a apresentar maior risco de desenvolver demência e em idade mais precoce, em comparação com a população em geral.

De acordo com a hipótese da reserva cognitiva,[21] reservas mais altas (maiores capacidades cognitivas e ambiente rico) deveriam atuar como um fator protetor para atrasar o início da demência, enquanto reservas mais baixas aumentariam a vulnerabilidade a ela. Considerando essa lógica, a deficiência intelectual envolve significativas limitações funcionais e cognitivas, o que pode aumentar o risco de desenvolvimento de demência, e em idade precoce.[22]

Segundo o National Institute for Health and Care Excellence (Nice),[23] o manejo da deficiência intelectual e da demência deve incluir um foco substancial em metas de longo prazo, e intervenções psicológicas e ambientais são recomendadas, especialmente para o gerenciamento de sintomas não cognitivos. Da mesma forma, medicamentos são sugeridos apenas em combinação com intervenções psicossociais para o manejo de comportamentos desafiadores em pessoas com deficiência intelectual.

A evidência científica sobre a eficácia dos programas de exercícios físicos direcionados para reduzir os problemas de equilíbrio nas pessoas idosas com deficiência intelectual é escassa. No entanto, Martínez Aldao et al.[24] conduziram um ensaio clínico randomizado sobre um programa semanal (3 meses de duração) de exercícios de fortalecimento muscular e reeducação proprioceptiva, resultando em um impacto positivo no equilíbrio e na velocidade da marcha em um grupo de pessoas idosas com deficiência intelectual. Esses resultados estabelecem as bases para que futuros ensaios clínicos randomizados, voltados para confirmar os efeitos desse tipo de programa no risco de quedas nessa população, possam ser adequadamente desenhados.

Estudos referentes a intervenções psicossociais para idosos com demência e deficiência intelectual

Intervenções psicossociais têm como objetivo melhorar a sintomatologia, o bem-estar emocional e psicológico e a qualidade de vida geral.[25] Pesquisas têm examinado uma variedade de intervenções psicossociais para demência, e há evidências crescentes da eficácia da terapia de estimulação cognitiva, terapia de reabilitação cognitiva, terapia ocupacional e terapia de reminiscência em grupo, conforme sugerido pelas diretrizes do Nice para o manejo da demência.[23]

Contudo, a pesquisa tem-se concentrado predominantemente em idosos com demência na população em geral, mantendo a incerteza em relação à eficácia e aplicabilidade dessas intervenções em idosos com deficiência intelectual. Compreende-se que, sendo o diagnóstico das doenças mentais no envelhecimento de indivíduos com deficiência intelectual tão desigual pelas apresentações distintas, pode tornar algumas intervenções eficazes para um tipo específico de deficiência intelectual, mas não para o outro. Além disso, as barreiras individuais e dos serviços, em diferentes contextos culturais, levantam questões sobre a aceitabilidade das intervenções psicossociais para demência na população com deficiência intelectual.

No entanto, para seguir o tratamento centrado na pessoa, adaptações das intervenções psicossociais precisam ser consideradas para as pessoas com deficiência intelectual. Adaptações amplamente praticadas incluem simplificar tarefas e a linguagem, usar métodos flexíveis e considerar o nível de deficiência intelectual.[26]

Um seguimento das revisões sistemáticas sobre o tema apresentou duas evidências sobre intervenções psicossociais para pessoas com deficiência intelectual e demência; MacDonald e Summers[25] examinaram intervenções atuais e seus resultados para pessoas com deficiência intelectual e demência; no entanto, esse estudo incluiu intervenções focadas em cuidadores (ou seja, não diretas) e discutiu a falta de intervenções diretas testadas e resultados mensurados nessa população. Além disso, o artigo não discutiu as adaptações das intervenções.

Thalen et al.[27] revisaram o foco das intervenções psicossociais para idosos com deficiência intelectual e o papel do suporte da equipe na aplicação dessas intervenções. Essa revisão discutiu fatores que poderiam otimizar intervenções para idosos com deficiência intelectual, mas ofereceu pouca visão sobre demência em deficiência intelectual ou avaliação da eficácia da intervenção para essa população.

Em recente revisão sistemática, Muralidhar, Spector et al.[22] tentaram expandir o conhecimento atual das intervenções psicossociais em deficiência intelectual examinando as evidências referentes à eficácia de intervenções psicossociais diretas em casos de deficiência intelectual e demência, questionando quais adaptações específicas foram feitas para facilitar seu uso com essa população.

Na revisão foram selecionados 10 estudos, variados em método, resultados e medidas. Os estudos foram categorizados em três categorias: intervenções comportamentais, estruturadas (manualizadas) e personalizadas, estas últimas particularmente centradas nas necessidades individuais. No primeiro estudo (dos três específicos) realizado por Watchman et al.,[28] examina-se o impacto de abordagens centradas na pessoa no cuidado, com foco no estabelecimento de metas individualizadas para pessoas com deficiência intelectual e demência. Os resultados apontaram que, apesar de não terem cumprido as metas individuais, houve melhorias significativas nas medidas de gravidade dos sintomas e qualidade de vida.

Em outro estudo de caso, Nichols[29] avalia a eficácia de tecnologias personalizadas para promover a vida independente e segura em um ambiente residencial. Embora não tenham sido realizadas análises quantitativas, foram observados benefícios na independência dos participantes e no bem-estar econômico e familiar.

Um terceiro estudo, conduzido por Lifshitz e Klein,[30] explora a aplicabilidade da intervenção mediadora para sensibilizar cuidadores (IMSC) em pessoas com deficiência intelectual e Alzheimer. Apesar de melhorias na vida diária e na capacidade de aprendizagem, a memória continuou sendo um desafio, e destaca-se a necessidade de medições específicas de resultados como uma limitação.

Contudo, entre os dez estudos analisados, outros cinco discutiram as adaptações realizadas em diferentes fases da pesquisa.

Um exemplo de adaptação mencionado é o uso da abordagem *Photovoice*, uma técnica de pesquisa participativa em que os participantes utilizaram fotografias para retratar questões de pesquisa. No estudo conduzido por Watchman et al.,[28] cinco copesquisadores com deficiência intelectual participaram de oficinas ao longo de 10 meses, aprendendo sobre demência, *Photovoice*, uso de câmeras e análise de dados. Essa abordagem permitiu que os copesquisadores refletissem sobre suas experiências pessoais, construindo um diálogo inclusivo sobre demência e abordando temas como apoio entre pares, planejamento futuro e medo da progressão da demência.

Na revisão sistemática de Muralidhar, Spector et al.,[22] foram analisados estudos que se destacaram pelas estratégias específicas empregadas para tornar essas intervenções mais eficazes e acessíveis para essa população.

Um exemplo é o teste piloto de um café da memória adaptado conduzido por Kiddle et al.[31] Nesse estudo, as tarefas cognitivas foram simplificadas e o período de reminiscência foi ampliado, levando em consideração a possibilidade de pessoas com demência de início precoce. Além disso, foram implementadas adaptações práticas, como maior proporção de funcionários em relação aos participantes para proporcionar suporte individualizado. A equipe também recebeu treinamento em métodos de comunicação alternativos, como o Makaton, uma abordagem que combina sinais e símbolos com a fala.

Outra adaptação notável foi realizada por Ali et al.[32] em seu estudo sobre *cognitive stimulation therapy*. Eles simplificaram algumas atividades e substituíram outras por alternativas, visando melhor atender às necessidades específicas das pessoas com deficiência intelectual. Para garantir a eficácia dessas mudanças, o processo envolveu consultas a um terapeuta de fala e linguagem, além de um grupo de foco composto por profissionais de saúde, cuidadores e indivíduos com deficiência intelectual, que revisaram as atividades e forneceram *feedback*.

Além disso, Crook et al.[33] adotaram uma abordagem inclusiva durante o recrutamento, incluindo uma demonstração de reminiscência e o uso de cartões coloridos para indicar concordância ou discordância. No entanto, após a experimentação e discussões com a equipe, concluíram que nenhum dos participantes com deficiência intelectual tinha capacidade, optando, portanto, por convidar consultores para participar do estudo.

Hawkes et al.[34] complementaram sua intervenção manualizada com recursos de atividades, incentivando os funcionários a utilizar métodos flexíveis e adaptar as atividades conforme os objetivos centrados na pessoa. Embora não tenham fornecido detalhes específicos sobre esses métodos flexíveis, destacaram sua utilidade ao implementar técnicas de psicoterapia com pessoas com deficiência intelectual.

Em resumo, essas adaptações garantiram a eficácia e a inclusividade das intervenções voltadas às pessoas com deficiência intelectual, reconhecendo a necessidade contínua de abordagens flexíveis e personalizadas para atender às complexidades dessa população.

CONSIDERAÇÕES FINAIS

Este capítulo abordou o envelhecimento em pessoas com deficiência intelectual, com foco especial em indivíduos com síndrome de Down, um dos tipos mais estudados. Observa-se que a expectativa de vida varia nessa população devido a fatores como anormalidades cromossômicas, genéticas e ambientais. A partir dos 45 anos, inicia-se o processo de envelhecimento em pessoas com síndrome de Down, acarretando aumento significativo na prevalência de comorbidades e elevados riscos de problemas de saúde, deterioração funcional e cognitiva.

Destaca-se a sobreposição entre fragilidade, comorbidade e incapacidade na deficiência intelectual, sendo as duas primeiras preditores da última. Considera-se a importância da abordagem multidimensional, focando a inclusão, acessibilidade e melhoria da qualidade de vida para pessoas com deficiência intelectual. Medidas preventivas são fundamentais diante desse cenário para prolongar a vida com saúde e autonomia, minimizando a incapacidade e a comorbidade e refletindo uma abordagem integral e humanizada para a longevidade das pessoas com deficiência intelectual.

REFERÊNCIAS

1. Vargus-Adams JN, Majnemer A. International Classification of Functioning, Disability and Health (ICF) as a framework for change: revolutionizing rehabilitation. J Child Neurol. 2014;29(8):1030-5.
2. World Health Organization (WHO). World Report on Disability. 2023. Disponível em: https://www.who.int/news-room/fact-sheets/detail/disability-and-health. Acesso em: 11 set. 2024.
3. Instituto Brasileiro de Geografia e Estatística (IBGE). Pessoas com deficiência e as desigualdades sociais no Brasil. Rio de Janeiro: Coordenação de População e Indicadores Sociais (IBGE); 2022.

4. Farriols Danés C. Specific aspects of ageing in Down's syndrome. Rev Med Int Sindr Down. 2012;16(1):3-10.
5. American Psychiatric Association (APA). Diagnostic and Statistical Manual of Mental Disorders (5th edition). Washington, DC: American Psychiatric Association; 2013.
6. Esteba-Castillo S, Pena-Casanova J, Garcia-Alba J, Castellanos MA, Torrents-Rodas D, Rodriguez E, et al. Barcelona test for intellectual disability: a new instrument for the neuropsychological assessment of adults with intellectual disability. Rev Neurol. 2017;64:433-44.
7. Fernández-Morales AD. Aspectos generales sobre el síndrome de Down. Revista Internacional de Apoyo a la Inclusión. 2016;2(1).
8. Muíño Filgueira M, Peña Díaz S, Iglesias López A. Síndrome de Down y envejecimiento: una nueva situación que afrontar. Revista Española de Discapacidad. 2019;7(II):157-64.
9. Presson AP, Partyka G, Jensen KM, Devine OJ, Rasmussen SA, McCabe LL, et al. Current estimate of Down syndrome population prevalence in the United States. J Pediatr. 2013;163(4): 1163-8.
10. Streda C, Vasques CK. Síndrome de Down e deficiência intelectual: história e lógica de uma associação. Rev Bras Educ Espec. 2022;28:417-32.
11. Feuerstein R, Feuerstein R, Falik LH. Beyond smarter: mediated learning and the brain's capacity for change. Teachers College Press; 2010.
12. Esbensen AJ. La salud en el envejecimiento y el final de la vida de los adultos con síndrome de Down. Revista Down. 2011;8:1-11.
13. Esbensen AJ, Seltzer M, Krauss MW. Stability and change in health, functional abilities, and behavior problems among adults with and without Down syndrome. Am J Ment Retard. 2008;113:263-77.
14. Garvía B. Depresión y síndrome de Down. SD Rev Med Int Sindr Down. 2010;14:14-6.
15. Kerins G, Petrovic K, Bruder MB, Gruman C. Medical conditions and medication use in adults with Down syndrome: a descriptive analysis. Down Syndr Res Pract. 2008;12:141-7.
16. Esteba-Castillo S, Ribas N, Baró M, Novell R. Envejecimiento saludable en personas con síndrome de Down y demencia: necesidad de promover programas de formación y soporte a los usuarios, familias y entidades. SD Rev Med Int S Down. 2006;10:25-9.
17. Benejam B. Revisor síndrome de Down y demencia. Guía práctica (2nd edición). Barcelona: Fundación Catalana Síndrome de Down; 2009.
18. Otamendi N, Navas P. Calidad de vida de personas con discapacidad intelectual en proceso de envejecimiento en entornos de vivienda. Revista Española de Discapacidad. 2018;6(II):27-47.
19. De la Fuente Anuncibay R, Ortega Camarero MT, Cuesta Gómez JL, Sáenz del Amo R. Estrategias para afrontar el envejecimiento de los trabajadores con discapacidad intelectual. Int J Educ Psychol. 2022;202 Infad Revista de Psicología. 2022;1(1):201-16.
20. Sáenz I. Influencia del tipo de vivienda en la calidad de vida de las personas mayores con discapacidad intelectual o del desarrollo. Siglo Cero. 2018;49(1):89-106.
21. Stern Y. What is cognitive reserve? Theory and research application of the reserve concept. J Int Neuropsychol Soc. 2002;8(3):448-60.
22. Muralidhar M, Spector A, Hui EK, Liu L, Ali A. A systematic review of psychosocial interventions for people with intellectual disabilities and dementia. Aging Ment Health. 2023.
23. National Institute for Health and Care Excellence (Nice). Dementia: assessment, management and support for people living with dementia and their carers [Nice Guideline No. 97]. 2018. Disponível em: https://www.nice.org.uk/guidance/ng97. Disponível em: 11 set. 2024.
24. Martínez Aldao D, Martínez Lemos RI, Penedo Vázquez S, Ayán Pérez CL. Efecto de un programa de ejercicio físico sobre el riesgo de caídas, equilibrio y velocidad de la marcha en personas mayores con discapacidad intelectual. Rehabilitación. 2020.

25. MacDonald S, Summers SJ. Psychosocial interventions for people with intellectual disabilities and dementia: a systematic review. J Appl Res Intellect Disabil. 2020;33(5):839-55.
26. Whitehouse RM, Tudway JA, Look R, Kroese BS. Adapting individual psychotherapy for adults with intellectual disabilities: a comparative review of the cognitive-behavioural and psychodynamic literature. J Appl Res Intellect Disabil. 2006;19(1):55-65.
27. Thalen M, Volkers KM, van Oorsouw WM, Embregts PJ. Psychosocial interventions for older people with intellectual disabilities and the role of support staff: a systematic review. J Appl Res Intellect Disabil. 2022;35(2):312-37.
28. Watchman K, Mattheys K, McKernon M, Strachan H, Andreis F, Murdoch J. A person-centred approach to implementation of psychosocial interventions with people who have an intellectual disability and dementia: a participatory action study. J Appl Res Intellect Disabil. 2021;34(1): 164-77.
29. Nichols E. How personalized technology can play an important role in supporting people with learning disabilities as they age and face the onset of dementia. J Assist Technol. 2011;5(3):158-63.
30. Lifshitz H, Klein PS. Mediation between staff and elderly persons with intellectual disability with Alzheimer disease as a means of enhancing their daily functioning. In: Educational and Training in Autism and Developmental Disabilities. 2011; p.106-15.
31. Kiddle H, Drew N, Crabbe P, Wigmore J. A pilot memory cafe for people with learning disabilities and memory difficulties. Br J Learn Disabil. 2016;44(3):175-81.
32. Ali A, Brown E, Tsang W, Spector A, Aguirre E, Hoare S, Hassiotis A. Individual cognitive stimulation therapy (iCST) for people with intellectual disability and dementia: a feasibility randomised controlled trial. Aging Ment Health. 2022;26(4):698-708.
33. Crook N, Adams M, Shorten N, Langdon PE. Does the well-being of individuals with Down syndrome and dementia improve when using life story books and rummage boxes? A randomized single case series experiment. J Appl Res Intellect Disabil. 2016;29(1):1-10.
34. Hawkes T, Luff T, Gee SB. Supporting person-centred dementia care for people with intellectual disabilities using the person, interaction, environment programme. New Zealand Journal of Occupational Therapy. 2019;66(1):12-8.

Capítulo **4**

Funcionamento cognitivo ao longo da vida: da avaliação à reabilitação

Luciana Mascarenhas Fonseca
Flavia H. Santos
Livea Carla Fidalgo Garcêz Sant'Ana
Mérari Jizar Lavander Ferreira

Pontos-chave:

- Avaliação do quociente intelectual e importância do funcionamento adaptativo para compreensão do nível de apoio necessário à pessoa com deficiência intelectual.
- Informações primordiais para adequada mensuração e interpretação dos dados coletados na avaliação intelectual e no funcionamento cognitivo.
- Papel da avaliação neuropsicológica para o trabalho de reabilitação cognitiva e funcional em pessoas com deficiência intelectual.

INTRODUÇÃO

O aumento da expectativa de vida das pessoas com deficiência intelectual[1,2] traz novas perspectivas sobre a qualidade de vida e dá nova ênfase à importância da estimulação cognitiva como meio de potencializar os recursos cerebrais e a independência funcional ao longo da vida.

Dentro da perspectiva da neuropsicologia, a reabilitação cognitiva visa otimizar o funcionamento geral, melhorar o bem-estar, minimizar perdas, desenvolver estratégias de enfrentamento e evitar processos psicossociais prejudiciais que estejam relacionados aos déficits cognitivos.[3] Assim, o processo da reabilitação deve estar voltado aos desafios cotidianos no contexto de situações da vida real, e, nesse sentido, um dos principais desafios da avaliação neuropsicológica é o de que suas medidas possam refletir o funcionamento individual no dia a dia.

A avaliação neuropsicológica não só descreve as habilidades e os prejuízos cognitivos e funcionais, mas também se propõe a estabelecer o correlato neurológico de seus resultados, determinando assim as associações com doenças neurológicas e psiquiátricas.[4] Dentro de um programa de reabilitação cognitivo e funcional, a avaliação neuropsicológica tem como papel principal:

- Estabelecer um panorama geral e específico das potencialidades e fragilidades cognitivas individuais.
- Identificar as habilidades e dificuldades que podem influenciar a realização de tarefas no dia a dia.
- Auxiliar no planejamento das metas a serem desenvolvidas ao longo do processo de reabilitação.
- Servir como medidas de progressão.[3]

Muitos são os instrumentos que podem ser utilizados na avaliação neuropsicológica, e a escolha desses instrumentos vai depender das características individuais e da problemática em questão. A *performance* cognitiva de pessoas com deficiência intelectual comumente se situa fora da faixa inferior de pontuação da maioria dos instrumentos disponíveis para a população em geral, e por conta disso a avaliação neuropsicológica desses indivíduos deve se basear no uso de instrumentos adaptados e devidamente validados para pessoas com deficiência intelectual. Esses instrumentos foram modificados para levar em consideração as limitações inerentes dessa condição e aumentam a abrangência das pontuações, diminuindo a chance do chamado efeito chão, no qual a *performance* individual fica abaixo da pontuação mínima da escala.[5]

Neste capítulo traremos algumas informações sobre o uso da avaliação neuropsicológica em pessoas com deficiência intelectual. Alguns dos testes disponíveis serão apresentados, além da discussão sobre a utilidade do conceito de coeficiente intelectual e sobre o papel da avaliação neuropsicológica dentro da reabilitação cognitiva e funcional.

AVALIAÇÃO DA DEFICIÊNCIA INTELECTUAL

De acordo com o Manual Diagnóstico e Estatístico de Transtornos Mentais, 5ª edição (DSM 5),[6] o diagnóstico da deficiência intelectual compreende os seguintes aspectos:

- Deficiência no **funcionamento intelectual**.
- Deficiência nas habilidades **adaptativas**.

- Surgimento precoce dos déficits no funcionamento intelectual e adaptativo, definido como antes dos 18 anos.
- **Gravidade clínica.**
- **Exclusão de outras causas**; os déficits no funcionamento intelectual e adaptativo não devem ser atribuídos exclusivamente a outras condições, tais como deficiências sensoriais ou motoras, condições neurológicas ou médicas, ou fatores ambientais.

A avaliação clínica deve ser abrangente, incluindo história detalhada do desenvolvimento, história médica, história familiar e avaliação do funcionamento intelectual e habilidades adaptativas em vários domínios.

Antes da avaliação objetiva, é fundamental reunir informações detalhadas sobre os períodos pré, peri e pós-natal, bem como do período de desenvolvimento ao longo da vida e respectivos marcos de aquisição de habilidades e competências. Uma anamnese deve considerar os itens listados a seguir:[7]

- História familiar e social.
- História do desenvolvimento (nascimento, gravidez, marcos do desenvolvimento).
- Doenças e condições crônicas de saúde na infância.
- Consultas a outros especialistas, tanto quando criança como quando adulto.
- História educativa (tipos de escolas, declarações de necessidades educativas especiais).
- Histórico ocupacional (remunerado e voluntário).
- História médica (dificuldades físicas e psicológicas, traumatismo cranioencefálico, epilepsia).
- Problemas de saúde mental.
- História de cuidado e apoio emocional (incluindo dificuldades de apego conhecidas).
- Lutos significativos.
- Interpretações familiares sobre as dificuldades da pessoa.
- Avaliações cognitivas prévias (ver os relatórios originais, se possível).
- Medicação atual.
- Visão e audição.
- Linguagem.
- Dificuldades motoras.
- Questões culturais.

Para a condução adequada do processo de avaliação, recomenda-se que o ambiente ("*setting*") em que os instrumentos serão aplicados esteja livre de distratores e propicie condições adequadas de manejo de eventuais instabilidades emocionais ou alterações psiquiátricas. A(O) neuropsicóloga(o) deve anotar medicações atuais, especialmente psicotrópicos, dada a possível interação com a *performance* cognitiva, e avaliar o nível de cansaço, a motivação para a testagem e o empenho nas tarefas, bem como considerar o idioma nativo e eventuais diferenças ou nuances culturais.[7]

AVALIAÇÃO DO FUNCIONAMENTO INTELECTUAL

A avaliação do funcionamento intelectual é essencial para a compreensão das habilidades cognitivas do indivíduo e o eventual diagnóstico de deficiência intelectual. O quociente de inteligência (QI) é uma medida da inteligência geral de uma pessoa, que abrange uma ampla gama de habilidades cognitivas, incluindo raciocínio verbal, raciocínio não verbal, resolução de problemas, memória operacional (ou de trabalho) e velocidade de processamento. Como exemplo, aspectos verbais podem ser avaliados ao se solicitar o significado de palavras ou de que forma duas palavras são similares, e aspectos não verbais podem ser avaliados ao se requisitar ao examinando a construção de padrões de blocos ou completar figuras.[8]

O cálculo de QI envolve a comparação do desempenho de um indivíduo nesses testes com uma amostra representativa da população. O método mais comum usado para calcular o QI é o desvio de QI, no qual o QI médio da população é fixado em 100, e cada desvio-padrão acima ou abaixo da média corresponde a uma pontuação de QI específica. A pontuação de QI do indivíduo com deficiência intelectual está normalmente dois desvios-padrão abaixo da média, o que corresponde a uma pontuação de QI de aproximadamente 75 ou menos.[9]

A escolha do instrumento adequado é parte fundamental do processo de avaliação do funcionamento intelectual. Habilidade verbal e motora do examinando, objetivo da avaliação e tempo de administração são alguns dos aspectos a serem considerados na escolha do instrumento. Por exemplo, quando a estimativa do QI global é suficiente ou há limitação de tempo para a avaliação, testes de triagem podem ser recomendados. Um exemplo de instrumento é o

K-BIT,* que não envolve habilidade motora e cuja administração é breve, além de fornecer medidas verbais e não verbais.[10] Por outro lado, baterias mais compreensíveis, como a das Escalas Wechsler,[11] fornecem ao profissional informações mais significativas ao avaliar uma ampla gama de funções cognitivas, tais quais memória de trabalho e velocidade de processamento. Matrizes Progressivas de Raven pode ser um instrumento a ser considerado para pessoas que apresentam dificuldades na linguagem, deficiência auditiva e/ou déficits motores.[8]

As baterias de avaliação de inteligência mais conhecidas são as Escalas Wechsler de Inteligência. Wechsler conceitua inteligência como a capacidade global de uma pessoa para raciocinar, emitir comportamentos voltados a uma finalidade e lidar de forma efetiva com o meio ambiente.[12] As escalas foram desenvolvidas de acordo com a idade da população a ser avaliada. No contexto global, a Escala Wechsler de Inteligência para Adultos está atualmente em sua 4ª edição (WAIS-IV) e é o teste de QI mais utilizado tanto para avaliar adultos quanto adolescentes (16 a 89 anos). A escala é composta por 10 subtestes principais e 5 subtestes suplementares.[13] Existem quatro pontuações de índice, que representam os principais componentes da inteligência:

1. Índice de Compreensão Verbal (ICV).
2. Índice de Organização Perceptual (IOP).
3. Índice de Memória Operacional (IMO).
4. Índice de Velocidade de Processamento (IVP).

A escala também permite derivar pontuações para a capacidade intelectual geral, denominada Escore de QI Total (QIT), baseada no desempenho total combinado do ICV, IOP, IMO e IVP.

Há também a possiblidade de calcular o Índice de Habilidade Geral (IAG), baseado apenas nos 65 subtestes que compõem o ICV e o IOP. Já para menores de 16 anos, são utilizadas a Escala Wechsler de Inteligência Pré-Escolar e Primária, atualmente na 4ª edição (WPPSI-IV), que pode ser aplicada em crianças de 2 anos e 6 meses a 7 anos e 3 meses. A Escala Wechsler de Inteligência para Crianças, 5ª edição (WISC-V), é utilizada em crianças de 6 anos a 15 anos e 11 meses.[11] Finalmente, a Escala Abreviada de Inteligência Wechsler, 2ª edição (WASI-II), é um teste psicológico desenvolvido para estimar o funcionamento

* No Brasil, o K-BIT não é um instrumento reconhecido pelo Conselho Federal de Psicologia (CFP).

intelectual em um período de avaliação mais curto do que o WAIS-IV. O WASI-II inclui apenas 4 subtestes em comparação com os 10 subtestes principais que estão presentes no WAIS-IV.[15] As Escalas Wechsler apresentam reconhecimento mundial em relação à validade e confiabilidade e são de uso restrito a psicólogos no Brasil.

Apesar de não ser parte da avaliação do funcionamento intelectual, a avaliação do quociente de desenvolvimento (QD) é um importante processo para identificação precoce de crianças que apresentam risco de atraso em uma ou mais áreas do desenvolvimento, tal qual a deficiência intelectual. A avaliação do desenvolvimento é o processo de mapear o desempenho de uma criança em comparação com crianças da mesma idade. O grupo de comparação é obtido a partir de uma amostra representativa da população de origem da criança.[16]

A avaliação do desenvolvimento é usada para avaliar vários domínios, como desenvolvimento cognitivo, motor, social e de linguagem. Por exemplo, no Reino Unido, o National Institute for Health and Care Excellence (Nice) recomenda a avaliação do quociente de desenvolvimento até 4 anos de idade corrigida para crianças nascidas com menos de 28 semanas de gestação[17] visando monitorar as consequências a longo prazo do nascimento prematuro, incluindo atrasos no desenvolvimento. O QD é usado para avaliar o desenvolvimento de uma criança em vários domínios, como desenvolvimento cognitivo, motor, social e de linguagem.

A Escala Bayley de Desenvolvimento Infantil é uma ferramenta amplamente utilizada para avaliar o desenvolvimento e o funcionamento cognitivo de bebês e crianças desde o nascimento até os 42 meses.[18] A Bayley-IV[19] avalia funções cognitivas, linguagem receptiva e expressiva, habilidade motora fina e grossa. Adicionalmente, é possível avaliar habilidades socioemocionais e comportamento adaptativo.[19] Os *Ages and Stages Questionnaires* são outra ferramenta de triagem de desenvolvimento usada para avaliar o progresso do desenvolvimento de bebês e crianças pequenas desde o nascimento até os 6 anos. É um questionário preenchido pelos pais, desenvolvido para identificar possíveis atrasos no desenvolvimento ou áreas de risco no desenvolvimento das crianças.[20]

AVALIAÇÃO DAS HABILIDADES ADAPTATIVAS

O funcionamento adaptativo refere-se à capacidade de uma pessoa funcionar efetivamente em sua vida diária e se adaptar ao ambiente. Abrange uma ampla gama de habilidades e comportamentos necessários para a vida independente e interações sociais bem-sucedidas. O comportamento adaptativo inclui a capacidade de se comunicar de forma eficaz, realizar tarefas de autocuidado, interagir com outras pessoas e realizar atividades diárias necessárias ao bem-estar pessoal e à participação na sociedade.[21]

A avaliação do comportamento adaptativo envolve frequentemente ferramentas padronizadas e entrevistas com cuidadores, pais, professores ou com os próprios indivíduos (quando aplicável). Algumas ferramentas de avaliação comumente usadas para comportamento adaptativo incluem o Sistema de Avaliação de Comportamento Adaptativo (Abas) e as Escalas de Comportamento Adaptativo de Vineland (*Vineland Adaptive Behavior Scales*).[7]

Em um estudo que analisou a importância da avaliação do funcionamento adaptativo na avaliação psicológica de pessoas com deficiência intelectual, dentre os instrumentos mais utilizados, a autora cita o *Adaptive Behavior Assessment System* – 3ª edição (Abas-3) e a Escala do Comportamento Adaptativo – Vineland.[22] Reportaram também que os instrumentos padronizados são o método de avaliação mais utilizado pelos profissionais e, em segundo lugar, observações, entrevistas, dentre outros (instrumentos não padronizados).[23]

O Abas-3 avalia habilidades adaptativas em indivíduos de zero a 89 anos. O instrumento fornece cinco versões de formulários de acordo com a idade e o respondente, abrangendo os três domínios do comportamento adaptativo (conceitual, social e prático).[24] As Escalas de Comportamento Adaptativo de Vineland são uma ferramenta de avaliação padronizada usada para medir habilidades adaptativas.

As escalas podem ser usadas tanto em formato de entrevista semiestruturada como em formato de questionário estruturado. Abrangem a avaliação desde o nascimento até os 90 anos. Sua aplicação associada aos testes de inteligência auxilia no diagnóstico de deficiência intelectual e oferece uma visão geral de melhores habilidades e dificuldades de cada indivíduo, enriquecendo um eventual planejamento de intervenções.[25] A Vineland foi descrita como a escala mais utilizada em contexto clínico e tem uma versão adaptada para a língua portuguesa comercializada no Brasil, porém não existem dados normativos para a população brasileira, tampouco evidências de validade.

Atualmente, a *Diagnostic Adaptive Behavior Scale* (DABS)[26] está em estudo de validação para a população brasileira. Hallberg et al.[22] estão adaptando e validando a DABS, que fornece informações sobre limitações em habilidades adaptativas de indivíduos entre 4 e 21 anos.

A avaliação do comportamento adaptativo é um componente crucial no diagnóstico da deficiência intelectual. Desde a 5ª versão do Manual Diagnóstico e Estatístico de Transtornos Mentais (DSM-5),[6] a gravidade da deficiência intelectual não é estabelecida pelos escores de QI, uma vez que o nível de apoio necessário à pessoa com deficiência intelectual é definido a partir de seu funcionamento adaptativo.[27]

A classificação entre os níveis leve, moderado, grave e profundo é feita com base na avaliação do funcionamento adaptativo nos domínios conceitual, social e prático, como pode ser visto no Quadro 1.

Quadro 1 Níveis de gravidade para deficiência intelectual (transtorno do desenvolvimento intelectual)

Nível de gravidade	Domínio conceitual	Domínio social	Domínio prático
Leve	Em crianças pré-escolares pode não haver diferenças óbvias. Para crianças em idade escolar e em adultos, existem dificuldades em aprender habilidades acadêmicas que envolvam leitura, escrita, matemática, tempo ou dinheiro, sendo necessário apoio em uma ou mais áreas para o alcance das expectativas associadas à idade. Nos adultos, pensamento abstrato, função executiva (i.e., planejamento, estabelecimento de estratégias, fixação de prioridades e flexibilidade cognitiva) e memória de curto prazo, bem como uso funcional de habilidades acadêmicas (p. ex., leitura, controle do dinheiro), estão prejudicados. Há uma abordagem um tanto concreta a problemas e soluções em comparação com indivíduos na mesma faixa etária.	Comparado aos indivíduos na mesma faixa etária com desenvolvimento típico, o indivíduo mostra-se imaturo nas relações sociais. Por exemplo, pode haver dificuldade em perceber, com precisão, pistas sociais dos pares. Comunicação, conversação e linguagem são mais concretas e imaturas do que o esperado para a idade. Podem existir dificuldades de regulação da emoção e do comportamento de forma adequada à idade; tais dificuldades são percebidas pelos pares em situações sociais. Há compreensão limitada do risco em situações sociais; o julgamento social é imaturo para a idade, e a pessoa corre o risco de ser manipulada pelos outros (credulidade).	O indivíduo pode funcionar de acordo com a idade nos cuidados pessoais. Precisa de algum apoio nas tarefas complexas da vida diária na comparação com os pares. Na vida adulta, os apoios costumam envolver compras de itens para a casa, transporte, organização do lar e dos cuidados com os filhos, preparo de alimentos nutritivos, atividades bancárias e controle do dinheiro. As habilidades recreativas assemelham-se às dos companheiros de faixa etária, embora o juízo relativo ao bem-estar e à organização da recreação precise de apoio. Na vida adulta, pode conseguir emprego em funções que não enfatizem habilidades conceituais. Os indivíduos em geral necessitam de apoio para tomar decisões de cuidados de saúde e decisões legais, bem como para aprender a desempenhar uma profissão de forma competente. Apoio costuma ser necessário para criar uma família.

(continua)

Quadro 1 Níveis de gravidade para deficiência intelectual (transtorno do desenvolvimento intelectual) *(continuação)*

Nível de gravidade	Domínio conceitual	Domínio social	Domínio prático
Moderada	Durante todo o desenvolvimento, as habilidades conceituais individuais ficam bastante atrás das dos companheiros. Nos pré-escolares, a linguagem e as habilidades pré-acadêmicas desenvolvem-se lentamente. Nas crianças em idade escolar, ocorre lento progresso na leitura, na escrita, na matemática e na compreensão do tempo e do dinheiro ao longo dos anos escolares, com limitações marcadas na comparação com os colegas. Nos adultos, o desenvolvimento de habilidades acadêmicas costuma mostrar-se em um nível elementar, havendo necessidade de apoio para todo emprego de habilidades acadêmicas no trabalho e na vida pessoal. Assistência contínua diária é necessária para a realização de tarefas conceituais cotidianas, e outras pessoas podem assumir integralmente essas responsabilidades pelo indivíduo.	O indivíduo mostra diferenças marcadas em relação aos pares no comportamento social e na comunicação durante o desenvolvimento. A linguagem falada costuma ser um recurso primário para a comunicação social, embora com muito menos complexidade que a dos companheiros. A capacidade de relacionamento é evidente nos laços com família e amigos, e o indivíduo pode manter amizades bem-sucedidas na vida e, por vezes, relacionamentos românticos na vida adulta. Pode, entretanto, não perceber ou interpretar com exatidão as pistas sociais. O julgamento social e a capacidade de tomar decisões são limitados, com cuidadores tendo que auxiliar a pessoa nas decisões. Amizades com companheiros com desenvolvimento normal costumam ficar afetadas pelas limitações de comunicação e sociais. Há necessidade de apoio social e de comunicação significativo para o sucesso nos locais de trabalho.	O indivíduo é capaz de dar conta das necessidades pessoais envolvendo alimentar-se, vestir-se, eliminações e higiene como adulto, ainda que haja necessidade de período prolongado de ensino e de tempo para que se torne independente nessas áreas, talvez com necessidade de lembretes. Da mesma forma, participação em todas as tarefas domésticas pode ser alcançada na vida adulta, ainda que seja necessário longo período de aprendizagem, que um apoio continuado tenha que ocorrer para um desempenho adulto. Emprego independente em tarefas que necessitem de habilidades conceituais e comunicacionais limitadas pode ser conseguido, embora com necessidade de apoio considerável de colegas, supervisores e outras pessoas para o manejo das expectativas sociais, complexidades de trabalho e responsabilidades auxiliares, como horário, transportes, benefícios de saúde e controle do dinheiro. Uma variedade de habilidades recreacionais pode ser desenvolvida. Estas costumam demandar apoio e oportunidades de aprendizagem por um longo período de tempo. Comportamento mal adaptativo está presente em uma minoria significativa, causando problemas sociais.

(continua)

Quadro 1 Níveis de gravidade para deficiência intelectual (transtorno do desenvolvimento intelectual) *(continuação)*

Nível de gravidade	Domínio conceitual	Domínio social	Domínio prático
Grave	Alcance limitado de habilidades conceituais. Geralmente, o indivíduo tem pouca compreensão da linguagem escrita ou de conceitos que envolvam números, quantidade, tempo e dinheiro. Os cuidadores proporcionam grande apoio para a solução de problemas ao longo da vida.	A linguagem falada é bastante limitada em termos de vocabulário e gramática. A fala pode ser composta de palavras ou expressões isoladas, com possível suplementação por meios alternativos. A fala e a comunicação têm foco no aqui e agora dos eventos diários. A linguagem é usada para comunicação social mais do que para explicações. Os indivíduos entendem discursos e comunicação gestual simples. As relações com familiares e pessoas conhecidas constituem fonte de prazer e ajuda.	O indivíduo necessita de apoio para todas as atividades cotidianas, inclusive refeições, vestir-se, banhar e eliminação. Precisa de supervisão em todos os momentos. Não é capaz de tomar decisões responsáveis quanto a seu bem-estar e ao dos demais. Na vida adulta, há necessidade de apoio e assistência contínuos nas tarefas domésticas, recreativas e profissionais. A aquisição de habilidades em todos os domínios envolve ensino prolongado e apoio contínuo. Comportamento mal adaptativo, inclusive autolesão, está presente em uma minoria significativa.
Profunda	As habilidades conceituais costumam envolver mais o mundo físico do que os processos simbólicos. A pessoa pode usar objetos de maneira direcionada a metas para o autocuidado, o trabalho e a recreação. Algumas habilidades visuoespaciais, como combinar e classificar, baseadas em características físicas, podem ser adquiridas. A ocorrência concomitante de prejuízos motores e sensoriais, porém, pode impedir o uso funcional dos objetos.	O indivíduo apresenta compreensão muito limitada da comunicação simbólica na fala ou nos gestos. Pode entender algumas instruções ou gestos simples. Há ampla expressão dos próprios desejos e emoções pela comunicação não verbal e não simbólica. A pessoa aprecia os relacionamentos com membros bem conhecidos da família, cuidadores e outras pessoas conhecidas, além de iniciar interações sociais e reagir a elas por meio de pistas gestuais e emocionais. A ocorrência concomitante de prejuízos sensoriais e físicos pode impedir muitas atividades sociais.	O indivíduo depende de outros para todos os aspectos do cuidado físico diário, saúde e segurança, ainda que possa conseguir participar também de algumas dessas atividades. Aqueles sem prejuízos físicos graves podem ajudar em algumas tarefas diárias de casa, como levar os pratos para a mesa. Ações simples com objetos podem constituir a base para a participação em algumas atividades profissionais com níveis elevados de apoio continuado. Atividades recreativas podem envolver, por exemplo, apreciar ouvir música, assistir a filmes, sair para passear ou participar de atividades aquáticas, tudo isso com apoio de outras pessoas. A ocorrência concomitante de prejuízos físicos e sensoriais é barreira frequente à participação (além da observação) em atividades domésticas, recreativas e profissionais. Comportamento mal adaptativo está presente em uma minoria significativa.

Fonte: adaptado de APA, 2013.[6]

HABILIDADES COGNITIVAS DURANTE O ENVELHECIMENTO SAUDÁVEL E PATOLÓGICO

Durante a vida adulta, e particularmente durante o envelhecimento, existem algumas mudanças na cognição que podem decorrer do envelhecimento saudável ou ser consequências do envelhecimento patológico. Desse modo, é importante a avaliação de seguimento na vida adulta para identificar precocemente a necessidade de tratamentos.

No envelhecimento saudável as alterações têm progressão mais lenta, impacto não significativo na capacidade de realizar atividades diárias e afetam mais comumente habilidades verbais episódicas e raramente funções linguísticas e visuoespaciais.[28,29] As capacidades linguísticas, por exemplo, costumam se aprimorar ou permanecer estáveis até os 40 ou 50 anos de idade e por vezes até em idades mais avançadas durante o envelhecimento não patológico.[28] No entanto, o limiar entre o declínio cognitivo esperado pelo envelhecimento normal e aquele relacionado com patologias precoces pode ser muito sutil em estágios iniciais. Como o declínio normal da idade pode variar desde uma diminuição muito pequena no desempenho cognitivo até uma mudança mais pronunciada, a fronteira entre a senescência e a senilidade pode parecer confusa. Portanto, o conceito de envelhecimento normal, que já é bastante complexo, torna-se ainda mais complexo quando se considera a presença de comprometimento do desempenho cognitivo ao longo da vida, muitas vezes pela presença de outras comorbidades ou de uma deficiência intelectual.

Sabe-se que o perfil cognitivo de declínio durante o envelhecimento normal pode gerar um aumento específico nas dificuldades relacionadas às atividades complexas de vida diária.[30] As alterações relacionadas com a idade estão com frequência associadas com o funcionamento das regiões dorsolaterais do córtex pré-frontal e do córtex temporal, do hipocampo e da região límbica do encéfalo, tendo um impacto maior nas capacidades relacionadas com tarefas de inteligência fluida, incluindo função executiva, memória de trabalho, memória prospectiva, atenção, flexibilidade mental e velocidade de processamento.[31-33] Um estudo com mais de 5 mil adultos, a maioria dos quais acompanhada durante 35 anos nos EUA, indicou que as capacidades fluidas, incluindo memória operacional, raciocínio, velocidade de processamento e processos de ordem superior, podem começar a declinar cedo na vida, mesmo na idade adulta jovem.[34]

Muitos dos domínios cognitivos que começam a deteriorar-se mais precocemente durante o envelhecimento saudável, como o funcionamento executivo, a memória operacional e a flexibilidade mental, também são domínios necessários para o sucesso das atividades instrumentais da vida diária.[30] Pontuações mais baixas nos domínios velocidade de processamento, eficiência psicomotora, atenção, flexibilidade cognitiva e percepção visual, por exemplo, podem afetar a *performance* de autogerenciamento de medicamentos e autocuidado, tarefas estas que costumam ter maior demanda durante o envelhecimento.[35]

A existência de déficit anterior ao envelhecimento em pessoas com deficiência intelectual dificulta a avaliação cognitiva e a identificação de declínio cognitivo. A avaliação cognitiva em pessoas com deficiência intelectual deve incluir informações sobre as habilidades prévias que se estabeleceram ao longo da vida, de preferência com base em testes cognitivos. É recomendado que haja acompanhamento longitudinal,[36] com dados de linha de base sobre a melhor *performance* cognitiva ao longo da vida. Por isso, sempre que possível, fica sugerida a inclusão do relato detalhado de um informante que tenha tido contato próximo com o indivíduo ao longo de sua vida (um familiar ou cuidador profissional). Além disso, a população com deficiência intelectual é extremamente heterogênea em seu funcionamento cognitivo, o que inviabiliza o estabelecimento de um padrão específico que englobe toda a população. Desse modo, o limiar que diferencia o envelhecimento saudável daquele patológico para a população com deficiência intelectual ainda suscita muitas questões que precisam ser respondidas.

Para a reabilitação neuropsicológica, o trabalho com a psicoeducação sobre as características do envelhecimento e o planejamento do futuro deve ter início o quanto antes e ser realizado de forma contínua. O efeito benéfico da atividade cognitiva é constatado pela contribuição para construir a capacidade de novas reservas cognitivas, o que pode abrandar os efeitos das mudanças cognitivas relacionadas ao envelhecimento e proteger ou postergar o início de processos patológicos. Hábitos saudáveis de vida, como alimentação adequada, atividade física, cuidado emocional adequado a suas necessidades e inserção social, devem ser estimulados durante a vida, uma vez que seus benefícios serão refletidos durante o processo de envelhecimento.[37]

Devido à heterogeneidade de etiologias da deficiência intelectual, não é possível estabelecer um perfil específico de envelhecimento cognitivo esperado para essa população. Porém, algumas etiologias específicas da deficiência intelectual, como aquelas genéticas, podem apresentar características próprias de desempenho cognitivo capazes de auxiliar no desenvolvimento de programas específicos voltados para a reabilitação cognitiva. A síndrome de Down, por exemplo, está geneticamente associada à doença de Alzheimer, tendo como resultado um risco aumentado para o surgimento de demência nessas pessoas.[38] Assim como na população geral, pessoas com deficiência intelectual podem exibir tanto o transtorno neurocognitivo leve (antes referido como comprometimento cognitivo leve – CCL) como o moderado ou grave, mais conhecido como demência, tendo como causa os mesmos determinantes observados na população geral.

AVALIAÇÃO NEUROPSICOLÓGICA DA DEMÊNCIA NA DEFICIÊNCIA INTELECTUAL

Não há consenso quanto aos instrumentos a serem usados dada a limitação cognitiva, e há um desacordo considerável sobre quais instrumentos são melhores em discriminar transtorno neurocognitivo leve e demência pré-clínica.[39] Alguns instrumentos para o diagnóstico da demência na população com deficiência intelectual vêm sendo utilizados recentemente com boa consistência em seus resultados.[40-43]

Paiva et al.[44] realizaram uma revisão sistemática dos instrumentos existentes para avaliar demência em pessoas com deficiência intelectual por meio de instrumentos validados para essa população. Foram feitas consultas às bases de dados Web of Science, PubMed e PsycINFO em outubro de 2020, incluindo 141 de 202 artigos encontrados. Tais estudos deveriam cumprir os seguintes requisitos:

- Focar a avaliação de mudanças cognitivas relacionadas à idade em pessoas com deficiência intelectual.
- Incluir adultos (> 18 anos) e/ou idosos com deficiência intelectual.
- Utilizar escalas e baterias de testes cognitivos.

Foram incluídos 48 estudos transversais e 27 estudos longitudinais foram selecionados, perfazendo um total de 6.451 participantes (4.650 com síndrome de Down e 1.801 com outra deficiência intelectual). Ao todo, 52 instrumentos foram identificados, dos quais 39 eram escalas, questionários e inventários, e

13 baterias para avaliação cognitiva e de mudanças comportamentais utilizadas em adultos com síndrome de Down especificamente ou outras formas de deficiência intelectual. Os instrumentos identificados podem ser divididos em duas categorias: 23 medidas baseadas em informantes (resposta por um cuidador, seja familiar ou profissional de saúde) e 29 medidas de autorrelato (respondidas pelo indivíduo). Os estudos restantes usaram testes ou tarefas de domínio único, por exemplo, uma medida específica de memória episódica, em vez de baterias.

Essa revisão identificou uma multiplicidade de instrumentos usados, com poucas replicações e falta de dados descritivos (médias, desvios-padrão, razões de gênero etc.) nos respectivos artigos científicos, o que impediu a realização de metanálise para responder qual era o melhor instrumento. Foi notável a falta de dados psicométricos (p. ex., pontuações de especificidade e sensibilidade) para alguns dos instrumentos utilizados. Muitos estudos não forneceram propriedades psicométricas com base em suas amostras. Essa revisão sistemática não pôde examinar a avaliação neuropsicológica em diferentes estágios da demência devido à natureza dos artigos selecionados.

Dentre os principais achados de Paiva et al.,[44] o uso de instrumentos desenvolvidos para a população em geral deve ser evitado em pessoas com deficiência intelectual devido a sua falta de sensibilidade na diferenciação entre aqueles com e sem demência. Contrastando estudos transversais e longitudinais, recomenda-se o uso de instrumentos especificamente projetados, como o Questionário de Demência para Dificuldades de Aprendizagem (DLD, antigo DMR)[45] e o Exame Cognitivo de Cambridge (CAMCOG-DS),[40] para avaliar o funcionamento cognitivo e mudanças de comportamento relacionadas à deficiência intelectual e à demência, que foram os mais utilizados entre os estudos selecionados.[46] Convém ressaltar que o DLD é um bom instrumento de triagem baseado em informantes para avaliação de acompanhamento e confiável quando usado rotineiramente em combinação com outras medidas objetivas, por exemplo, CAMCOG-DS, mas seu uso isolado pode ser impreciso.

Recente revisão sistemática e metanálise sobre instrumentos cognitivos utilizados para identificação de declínio cognitivo e demência na população com síndrome de Down demonstrou que a pontuação do CAMCOG-DS, em conjunto com consideração pelo nível de deficiência intelectual, pode ser útil em diferenciar cognição estável e demência, mas não tão perspicaz para discriminar cognição estável de transtorno neurocognitivo leve.[47]

BATERIAS COMPLETAS DE AVALIAÇÃO DA COGNIÇÃO VOLTADOS PARA PESSOAS COM DEFICIÊNCIA INTELECTUAL

No Brasil, o Sistema pela Gerência de Tecnologia da Informação (SATEPSI) foi desenvolvido pelo Conselho Federal de Psicologia (CFP) com o objetivo de avaliar a qualidade técnico-científica de instrumentos psicológicos para uso profissional, a partir da verificação objetiva de um conjunto de requisitos técnicos, e de divulgar informações sobre os testes psicológicos à comunidade e às(aos) psicólogas(os), incluindo os instrumentos apropriados para o uso de avaliação do funcionamento intelectual e adaptativo.[48]

Atualmente se encontram aprovados cerca de 34 instrumentos destinados para a avaliação do funcionamento intelectual, e o uso de tais instrumentos no Brasil é restrito a profissionais com formação em Psicologia. Entre eles estão WISC-IV, WASI, WAIS-II, Matrizes Progressivas Coloridas de Raven e Escala de Maturidade Mental Columbia (CMMS-3). No momento não existem instrumentos aprovados para avaliação de habilidades funcionais, apesar dos esforços de inúmeros grupos de pesquisa para adaptação, normatização e validação de instrumentos.[48]

O Brasil carece de instrumentos validados voltados ao exame das funções cognitivas específicas de adultos com deficiência intelectual. Até o momento, o CAMDEX-DS (Exame Cambridge para Transtornos Mentais em Adultos com Síndrome de Down e Deficiência Intelectual) é o único instrumento validado para a população brasileira adulta com deficiência intelectual e síndrome de Down.[49]

Trata-se de um instrumento útil para identificar funções cognitivas deterioradas e auxiliar no diagnóstico diferencial de demência em pessoas com síndrome de Down considerando critérios diagnósticos do DSM-IV[6] e CID-10.[50] A bateria reúne testes cognitivos que avaliam o funcionamento neuropsicológico geral a partir de domínios que envolvem habilidades de orientação, linguagem (compreensiva e expressiva), memória (aprendizagem nova, remota e recente), atenção, praxia (construtiva, ideomotora e ideacional), pensamento abstrato e percepção.[49]

No cenário internacional, recentemente a *NIH Toolbox Cognitive Battery*[51] foi validada para a população com deficiência intelectual de 6 a 25 anos. Trata-se de uma bateria computadorizada que avalia funções executivas, velocidade de processamento e linguagem. Porém, ainda são necessários estudos específicos com essa bateria e a população adulta com deficiência intelectual.

A *Cambridge Neuropsychological Test Automated Battery*,[52] também conhecida como Cantab, é uma bateria de testes neuropsicológicos desenvolvida para avaliar diferentes funções cognitivas, incluindo memória, atenção, percepção visual e tomada de decisão.

Os testes nessa bateria são administrados em um computador, o que permite um alto grau de controle e padronização dos resultados. Os resultados dos testes são objetivos, possibilitando análise quantitativa, sendo útil para pesquisa e também como norteador clínico. Em um estudo comparativo entre síndromes distintas associadas à deficiência intelectual, a Cantab mostrou-se viável para identificar diferenças de funcionamento cognitivo.[53] As questões de autorrelato apresentaram concordância com as medidas cognitivas, o que futuramente sugere a incorporação de questionários de autopreenchimento para a população com síndrome de Down.

A *Arizona Cognitive Test Battery* (ACTB)[54] também compõe um conjunto de testes neuropsicológicos utilizados para avaliar memória, atenção, raciocínio e outras habilidades mentais em adultos. A ACTB não é tradicionalmente considerada um instrumento específico para avaliação em pessoas com deficiência intelectual, mas, em estudo que avaliou o uso e a validade da aplicação da ACTB em idosos com síndrome de Down, alguns subtestes se mostraram viáveis e válidos para aplicação, embora outras tarefas não tenham mostrado diferenças de desempenho em algumas habilidades, reforçando a necessidade de adaptação do teste para pessoas com síndrome de Down e deficiência intelectual.

PAPEL DA AVALIAÇÃO NEUROPSICOLÓGICA NO TRABALHO DE REABILITAÇÃO DE PESSOAS ADULTAS COM DEFICIÊNCIA INTELECTUAL

A cognição afeta a funcionalidade, a qualidade e a capacidade de autocuidado, e muitas das dificuldades cognitivas associadas à deficiência intelectual podem impactar negativamente o desempenho funcional ao longo da vida. Assim, o trabalho de reabilitação cognitiva e funcional para pessoas com deficiência intelectual poderá se basear em dificuldades específicas que possam estar atreladas a maiores dificuldades no dia a dia, utilizando-se de domínios cognitivos que estejam preservados para compensar domínios cognitivos comprometidos. Entre as atividades incluídas em programas de reabilitação cognitiva e funcional e que se utilizam da avaliação neuropsicológica estão as intervenções comportamentais, as estratégias compensatórias e restaurativas, treinos de aprendizagem sem erros, recuperação espaçada, associação nome-face, imagem visual, utilização de pistas, categorização, organização hierárquica, além de programas que incluem ressonância magnética funcional, reabilitação em combinação com psicoterapia, reabilitação envolvendo familiares e a psicoeducação para cuidadores.[3]

Na deficiência intelectual, é preciso avaliar cuidadosamente aqueles aspectos que foram aprendidos para não se antecipar em habilidades hierarquicamente mais difíceis e que dependem de outras mais básicas, diminuindo assim a chance de erros desnecessários e a consequente desmotivação. Por exemplo, antes de estimular a memória é preciso averiguar a percepção e a capacidade de atenção, uma vez que elas influenciarão a aquisição mnemônica. Assim, para o estabelecimento de qualquer meta dentro do trabalho de reabilitação, a avaliação neuropsicológica terá papel fundamental em identificar as necessidades e guiar a ordem das intervenções.

Entre as particularidades das pessoas com deficiência intelectual, se comparadas com a população em geral, encontra-se comumente lentidão no funcionamento do processamento de informação, déficit cognitivo intelectual, prejuízo nas habilidades executivas e adaptativas, entre outras. O início do trabalho de reabilitação com pessoas com deficiência intelectual deve levar em consideração essas características, proporcionando, dessa forma, que a aprendizagem aconteça respeitando a velocidade do processamento e com o uso de compensação das áreas cognitivas mais deficitárias, planejamento detalhado e específico para a execução das atividades, foco na adaptação do ambiente e instruções claras e objetivas. As atividades lúdicas, como a utilização de recursos sensoriais, música e recursos de teatro, facilitarão a integração da informação. Quanto maior a integração entre as sensações e as atividades motoras, maior a chance do sucesso na reabilitação.

Em instituições e organizações e na comunidade em geral, o uso de placas e sinais grandes e de fácil compreensão poderá homogeneizar o entendimento e facilitar a orientação espacial, possibilitando maior engajamento nas atividades propostas, menor índice de comportamentos inapropriados e diminuição da incidência de confusão mental devido à desorientação. Em atividades grupais, é recomendado que os grupos sejam de um número pequeno de pessoas (4 a 8) e que sejam disponibilizados funcionários suficientes para acolher as demandas individuais. Grupos grandes e demandas não atendidas geram maior agressividade e outros comportamentos indesejados e de difícil manejo.

Saber a etiologia da deficiência intelectual poderá auxiliar os profissionais em relação a implicações cognitivas e comportamentais. O conhecimento prévio de características etiológicas de potencialidade e fraquezas pode beneficiar o planejamento de intervenções estratégicas.[55] No entanto, ao considerar especificidades etiológicas, é importante considerar que existem variações dentro de cada síndrome e que a base etiológica da deficiência intelectual deve ser considerada em conjunto com avaliação neuropsicológica individual.[56]

Por conta de algumas características comuns em pessoas com síndrome de Down, há comumente maior potencialidade para habilidades visuoespaciais e maior dificuldade para as habilidades de linguagem.[57] Uma das estratégias utilizadas com essa população é a estimulação da habilidade visual como compensadora do déficit de linguagem, por meio da utilização de estratégias visuais na aprendizagem para ampliação do vocabulário, uso de cartões coloridos como estímulo para a leitura e apoio concreto para aprendizagem de matemática, por exemplo (material colorido, chamativo, números feitos de EVA etc.).

Para citar somente alguns exemplos da atuação da reabilitação com base etiológica, em pacientes com síndrome de Williams encontram-se comumente dificuldades nas habilidades visuoespaciais em contraponto à vantagem nas habilidades verbais, de forma oposta ao perfil mais comum na síndrome de Down. Dessa forma, esses indivíduos têm a habilidade de linguagem na média ou superior, além de vocabulário expressivo, ainda que sejam descritos atrasos na aquisição de linguagem. Em comparação com outras etiologias de deficiência intelectual, eles têm maior habilidade com a linguagem concreta.[57] As intervenções podem se basear na vantagem da modalidade verbal para compensar as deficiências encontradas no domínio não verbal. Algumas recomendações de compensação nesse caso são utilização de jogos com rima, música, alfabetização fônica (método fonético) e adaptação do uso de computador para as tarefas de escrita.

Um estudo recente com 40 adultos com síndrome de Down, com idades entre 30 e 49 anos e nível leve ou moderado de deficiência intelectual, envolveu treino cognitivo computadorizado por meio do uso de medidas de resultados gerados por avaliações neuropsicológicas. Todos os participantes completaram medidas de função executiva, usando avaliações neuropsicológicas e uma medida de função executiva comportamental avaliada pelo informante. As avaliações da função executiva foram repetidas para ambos os grupos após o treino. As comparações dentro do grupo revelaram que os participantes do grupo de treino cognitivo mostraram tendências de melhoria em 11 das 15 medidas cognitivas, promovendo o potencial de que, com apoio, um programa de treino cognitivo pode ser usado para a população com deficiência intelectual e pode ajudar a melhorar aspectos cognitivos e funcionais.[58]

Desse modo, a avaliação detalhada do nível de capacidade cognitiva de base feita por meio da avaliação neuropsicológica será de suma importância no trabalho de estimulação cognitiva e reabilitação funcional, servindo seja como base de planejamento, acompanhamento e monitoramento da evolução das estratégias da reabilitação, seja como medida do cumprimento de metas estabelecidas durante o processo.

REABILITAÇÃO COGNITIVA EM PROCESSOS NEURODEGENERATIVOS

O trabalho da reabilitação em casos de declínio cognitivo, principalmente em casos de demência, é direcionado para retardar e abrandar as perdas cognitivas, além de possibilitar adaptação ao ambiente e planejamento de estratégias que poderão ser passadas aos familiares e cuidadores diários que facilitem o cuidado, atenuem os efeitos das perdas e aumentem a qualidade de vida.[59]

Em geral, o processo de perda cognitiva durante a senilidade se dá na ordem de complexidade e hierarquia inversa à aquisição durante a fase de desenvolvimento. Ou seja, aquelas habilidades que foram adquiridas inicialmente na vida do bebê serão as últimas a serem perdidas no processo de envelhecimento senil. Por isso a importância também do conhecimento sobre o processo de desenvolvimento humano durante o ciclo de vida.

O acompanhamento do perfil neuropsicológico do declínio cognitivo permite ao profissional antecipar-se no tempo, treinando habilidades de maior potencial para que durem o maior tempo possível e sirvam como compensadoras de outras perdas que virão. Nesse processo, é também de grande importância o trabalho de psicoeducação com o indivíduo, família e, quando possível, também no ambiente social (locais frequentados, instituições, hospitais etc.); e a preparação gradual (emocional, ambiental e comportamental) para a trajetória do prognóstico. O envolvimento e o cuidado com a família e o cuidador são primordiais, uma vez que familiares que cuidam de pessoas com declínio cognitivo e casos de demência tendem a passar por alto nível de estresse.[60]

Estudos experimentais sobre aprendizagem demonstram que ela é possível tanto em pessoas com envelhecimento saudável como para aquelas com transtorno neurocognitivo leve e demência.[61-63] Desse modo, pessoas com demência podem aprender e reaprender habilidades e processos de rotina, além de aprender e reter novas informações verbais. Principalmente, o trabalho da reabilitação na demência pode ser focado na compensação de áreas mais prejudicadas por meio de domínios cognitivos que estejam menos impactados pelo declínio. A reabilitação poderá ser útil para promover qualidade de vida durante todas as fases de demência, o que poderá envolver desde a manutenção e a retomada de habilidades básicas, a promoção continuada da independência até a melhoria da mobilidade e o controle da dor. Dessa forma, assim como em todo processo reabilitador, pequenos ganhos são considerados grandes conquistas.

Entre as estratégias que podem ser estabelecidas na reabilitação estão aquelas de encontrar possíveis compensadores para os déficits que dificilmente serão restaurados. Por exemplo, uma das dificuldades apresentadas pelas pessoas com demência em seu estágio inicial está no processo de memorização, em codificar a informação que se apresenta no dia a dia para que ela possa ser armazenada e depois retomada em forma de memória. Nesse caso, a prática profissional poderá ajudar por meio da oferta de estímulos que encorajem o processo semântico ou de estratégias (externas e internas) que atenuem o déficit, atuando com a função de *link* para o conhecimento anterior (como o uso da agenda, pistas semânticas, pistas visuais etc.). Uma vez que a codificação das informações é crucial para a aquisição de novas memórias, um dos focos do trabalho é o de facilitar a efetivação da informação em forma de código.

Algumas das técnicas utilizadas na reabilitação em casos de demência são a terapia de orientação para a realidade (voltada para a orientação temporal e espacial) e a terapia de reminiscência (utilização da história do paciente como ligação com o presente).[3] As terapias alternativas, como musicoterapia, arteterapia, aromaterapia etc., ainda que estejam começando a ser estudadas em termos de eficácia científica, vêm ganhando cada vez maior aceitação.

Contextualizar a demência em termos biopsicossociais em relação aos níveis de deficiência enfrentados facilitará o direcionamento do trabalho de reabilitação. Em casos de doenças com trajetória progressiva de declínio, como é o caso da demência, o foco da reabilitação irá necessariamente mudar refletindo essa trajetória. Nos estágios iniciais, em que as áreas prejudicadas são predominantemente cognitivas, as intervenções direcionadas a lidar com déficits cognitivos terão importância particular; no entanto, conforme a demência progride, a ênfase mudará para outras áreas. No estágio moderado da demência, a manutenção de habilidades, a comunicação, a oferta de estímulos adequados e o trabalho com dificuldades de comportamento terão maior ênfase. Já no estágio final da doença, o foco poderá ser a mobilidade e a redução da dor, havendo um trabalho cada vez mais integrado aos cuidados paliativos, voltado para a melhoria do bem-estar e da dignidade.

Devido à alta incidência de demência em particular em indivíduos com síndrome de Down[64] e à incerteza quanto à eficácia dos tratamentos com medicamentos farmacológicos, as intervenções de reabilitação cognitiva que visam prevenir e atenuar o desenvolvimento da demência e que podem ser realizadas antes mesmo da confirmação de neurodegeneração ou durante os primeiros sinais clínicos da doença são de grande importância.

CONSIDERAÇÕES FINAIS

Além da reabilitação neuropsicológica, outras formas de intervenções são recomendadas para favorecer o envelhecimento saudável de pessoas com deficiência intelectual, entre elas a atividade física.[65] Há necessidade de mais estudos de replicação das intervenções pró-envelhecimento saudável e de um aumento da representatividade de pessoas com deficiência intelectual (diferentes etiologias, idosos com mais de 70 anos, nos três níveis de gravidade e com comorbidades, incluindo minorias étnicas e raciais) que permitam desenvolver práticas baseadas em evidências.

As pesquisas existentes, além de serem insuficientes, precisam obter amostras maiores, com desenhos experimentais mais robustos (cegos, aleatórios, incluindo grupo controle) para detectar efeitos, bem como o estudo de seguimento para determinar o impacto da intervenção a longo prazo. Também é útil identificar as técnicas que são mais eficazes para promover um compromisso continuado com uma vida saudável. Estudos devem ter copesquisadores (pessoas com deficiência intelectual auxiliando os pesquisadores a identificarem suas preferências e necessidades). Além disso, a inclusão de procedimentos de *debriefing* com pessoas com deficiência intelectual envolvidas, ou seja, a inclusão de discussão sobre as ações e processos envolvidos em situações clínicas, pode favorecer que participantes expressem sua opinião e identifiquem quais são as estratégias eficazes no trabalho de avaliação e reabilitação.

Para serem sustentáveis, as intervenções devem ser adaptadas aos interesses dos participantes, e envolver seus cuidadores.[66]

REFERÊNCIAS

1. Dolan E, Lane J, Hillis G, Delanty N. Changing trends in life expectancy in intellectual disability over time. Ir Med J. 2019;112(9):1006.
2. Coppus AM. People with intellectual disability: what do we know about adulthood and life expectancy? Dev Disabil Res Rev. 2013;18(1):6-16.
3. Wilson BA. Cognitive rehabilitation: how it is and how it might be. J Int Neuropsychol Soc. 1997;3(5):487-96.
4. Lezak MD, Howieson DB, Bigler ED, Tranel D. Neuropsychological assessment. 5th edition. New York: Oxford University Press; 2012.
5. Gomiero T, Ali A, Santos FH. Neurocognitive disorders assessments. In: Prasher VP, Davidson PW, Santos FH (eds.). Mental health, intellectual and developmental disabilities and the ageing process. Cham: Springer International Publishing; 2021. p.61-76.
6. American Psychiatric Association (APA). DSMV Diagnostic and Statistical Manual of Mental Disorder. 5.ed. Washington, DC: APA; 2013.
7. Society. BP. Dementia and people with intellectual disabilities: guidance on the assessment, diagnosis, interventions and support of people with intellectual disability who develop dementia. Leicester, UK: British Psychological Society; 2015.
8. Strauss E, Sherman EMS, Screen O. General cognitive functioning, neuropsychology batteries, and assessment of premorbid intelligence. In: Compendium of neuropsychological tests: administration, normas and commentary. New York: Oxford University Press; 2006.
9. Nostokke D, Saklofske DH, Schoenberg MR. Intelligence quotient. In: Kreutzer JS, DeLuca J, Caplan B (eds.). Encyclopedia of CLINICAL PSYCHOLOGY. New York: Springer; 2011.
10. Parker LD. The Kaufman Brief Intelligence Test: an introduction and review. Meas Eval Couns Dev. 1993;26:152-6.
11. Wechsler D. WISC-V: technical and interpretive manual. Bloomington, MN: Pearson; 2014.
12. Wechsler D. The measurement of adult intelligence. 3.ed. Baltimore, MD, US: Williams & Wilkins Co; 1944. vii, 258-vii, p.
13. Wechsler D. Wechsler Adult Intelligence Scale. 4.ed. San Antonio, TX: Pearson; 2008.
14. Raiford SE, Coalson DL, Tong SA. WPPSI-IV clinical applications. In: Essentials of WPPSI-IV assessment, John Wiley & Sons, Inc.; 2014.
15. Wechsler D. Wechsler Abbreviated Scale of Intelligence – 2nd edition. San Antonio, TX: Psychological Corporation; 2011.
16. Bellman M, Byrne O, Sege R. Developmental assessment of children. BMJ. 2013;346:e8687.
17. National Guideline Alliance (UK). Developmental follow-up of children and young people born preterm. London: National Institute for Health and Care Excellence (NICE); 2017.
18. Bayley N. Manual for the Bayley scales of infant development: New York: Psychological Corporation; 1969.

19. Bayley N, Aylward GP. Bayley-4: Scales of infant and toddler development, Technical Manual. 4ª ed. Bloomington, MN: Pearson; 2019.
20. Squires J, Bricker D. Ages & Stages Questionnaires – 3rd edition (ASQ-3): A Parent-Completed Child Monitoring System. Baltimore, MD: Brookes Publishing Company; 2009.
21. Tassé MJ, Luckasson R, Nygren M. AAIDD proposed recommendations for ICD-11 and the condition previously known as mental retardation. Intellect Dev Disabil. 2013;51(2):127-31.
22. Hallberg SCM, Bandeira DR. Para além do QI: avaliação do comportamento adaptativo na deficiência intelectual. Avaliação Psicológica. 2021;20:361-8.
23. Ferreira EF, Van Munster MdA. Métodos de avaliação do comportamento adaptativo em pessoas com deficiência intelectual: uma revisão de literatura. Revista Educação Especial. 2014;1(1):193-208.
24. Harrison PL, Oakland T. Adaptive behavior assessment system – 3rd edition. In: Kreutzer JS, DeLuca J, Caplan B (eds.). Encyclopedia of clinical neuropsychology. Cham: Springer International Publishing; 2018. p.57-60.
25. Sparrow SS, Cicchetti DV, Saulnier CA. Vineland-3 Escalas de Comportamento Adaptativo Vineland – manual: Pearson Clinical Brasil; 2019.
26. Tassé MJ, Schalock RL, Thissen D, Balboni G, Bersani HH, Borthwick-Duffy SA, et al. Development and standardization of The Diagnostic Adaptive Behavior Scale: application of item response theory to the assessment of adaptive behavior. Am J Intellect Dev Disabil. 2016;121(2): 79-94.
27. Edwards B, Temple V. Adaptive functioning and communication in adults with intellectual and developmental disabilities: fact sheet. Toronto: Developmental Disabilities Primary Care Program of Surrey Place; 2019.
28. Kobayashi LC, Wardle J, Wolf MS, von Wagner C. Aging and functional health literacy: a systematic review and meta-analysis. J Gerontol B Psychol Sci Soc Sci. 2016;71(3):445-57.
29. Salthouse TA. Trajectories of normal cognitive aging. Psychol Aging. 2019;34(1):17-24.
30. Lau KM, Parikh M, Harvey DJ, Huang CJ, Farias ST. Early cognitively based functional limitations predict loss of independence in instrumental activities of daily living in older adults. J Int Neuropsychol Soc. 2015;21(9):688-98.
31. Della Sala S, MacPherson SE, Phillips LH, Sacco L, Spinnler H. The role of semantic knowledge on the cognitive estimation task: evidence from Alzheimer's disease and healthy adult aging. J Neurol. 2004;251(2):156-64.
32. MacPherson SE, Phillips LH, Della Sala S. Age, executive function, and social decision making: a dorsolateral prefrontal theory of cognitive aging. Psychol Aging. 2002;17(4):598-609.
33. Schaie KW. The course of adult intellectual development. Am Psychol. 1994;49(4):304-13.
34. Tomaszewski Farias S, Cahn-Weiner DA, Harvey DJ, Reed BR, Mungas D, Kramer JH, et al. Longitudinal changes in memory and executive functioning are associated with longitudinal change in instrumental activities of daily living in older adults. Clin Neuropsychol. 2009; 23(3):446-61.
35. Prell T, Wientzek R, Schönenberg A. Self-management of geriatric syndromes: an observational study. BMC Geriatr. 2023;23(1):731.
36. de Leeuw MJ, Oppewal A, Elbers RG, Knulst MWEJ, van Maurik MC, van Bruggen MC, et al. Healthy ageing and intellectual disability study: summary of findings and the protocol for the 10-year follow-up study. BMJ Open. 2022;12(2):e053499.
37. Lu W, Pikhart H, Sacker A. Domains and measurements of healthy aging in epidemiological studies: a review. Gerontologist. 2019;59(4):e294-e310.
38. Wisniewski KE, Wisniewski HM, Wen GY. Occurrence of neuropathological changes and dementia of Alzheimer's disease in Down's syndrome. Ann Neurol. 1985;17(3):278-82.

39. McCarron M, McCallion P, Reilly E, Mulryan N. A prospective 14-year longitudinal follow-up of dementia in persons with Down syndrome. J Intellect Disabil Res. 2014;58(1):61-70.
40. Ball SL, Holland AJ, Huppert FA, Treppner P, Watson P, Hon J. The modified CAMDEX informant interview is a valid and reliable tool for use in the diagnosis of dementia in adults with Down's syndrome. J Intellect Disabil Res. 2004;48(Pt 6):611-20.
41. Deb S, Hare M, Prior L, Bhaumik S. Dementia screening questionnaire for individuals with intellectual disabilities. Br J Psychiatry. 2007;190:440-4.
42. Evenhuis HM. Evaluation of a screening instrument for dementia in ageing mentally retarded persons. J Intellect Disabil Res. 1992;36(Pt 4):337-47.
43. Prasher V, Farooq A, Holder R. The Adaptive Behaviour Dementia Questionnaire (ABDQ): screening questionnaire for dementia in Alzheimer's disease in adults with Down syndrome. Res Dev Disabil. 2004;25(4):385-97.
44. Paiva AF, Nolan A, Thumser C, Santos FH. Screening of Cognitive Changes in Adults with Intellectual Disabilities: A Systematic Review. Brain Sci. 2020,10(11).
45. Evenhuis HM. The Dementia Questionnaire for People with Learning Disabilities. In: Prasher VP (ed.). Neuropsychological assessments of dementia in Down syndrome and intellectual disabilities. Cham: Springer International Publishing; 2018. p.43-56.
46. Walsh DM, Doran E, Silverman W, Tournay A, Movsesyan N, Lott IT. Rapid assessment of cognitive function in Down syndrome across intellectual level and dementia status. J Intellect Disabil Res. 2015;59(11):1071-9.
47. Nadeau PA, Jobin B, Boller B. Diagnostic sensitivity and specificity of cognitive tests for mild cognitive impairment and Alzheimer's disease in patients with Down syndrome: a systematic review and meta-analysis. J Alzheimers Dis. 2023;95(1):13-51.
48. Psicologia CFd. Testes Completos 2023. Disponível em: https://satepsi.cfp.org.br/lista_teste_completa.cfm. Acesso em: 11 set. 2024.
49. Fonseca LM, Haddad GG, Mattar GP, Oliveira MC, Simon SS, Guilhoto LM, et al. The validity and reliability of the CAMDEX-DS in assessing dementia in adults with Down syndrome in Brazil. Braz J Psychiatry. 2019;41(3):225-33.
50. Organization WH. ICD10 INternational Statistical Classification of Diseases and Related Health Problems. 10.ed. Geneva: WHO; 1992.
51. Shields RH, Kaat AJ, McKenzie FJ, Drayton A, Sansone SM, Coleman J, et al. Validation of the NIH Toolbox Cognitive Battery in intellectual disability. Neurology. 2020;94(12):e1229-e40.
52. Sandberg MA. Cambridge Neuropsychological Testing Automated Battery. In: Kreutzer JS, DeLuca J, Caplan B (eds.). Encyclopedia of clinical neuropsychology. New York: Springer New York; 2011. p.480-2.
53. Santoro SL, Donelan K, Constantine M. Proxy-report in individuals with intellectual disability: a scoping review. J Appl Res Intellect Disabil. 2022;35(5):1088-108.
54. Sinai A, Hassiotis A, Rantell K, Strydom A. Assessing specific cognitive deficits associated with dementia in older adults with Down syndrome: use and validity of the Arizona Cognitive Test Battery (ACTB). PLoS One. 2016;11(5):e0153917.
55. Hodapp RM, Dykens EM. Genetic disorders of intellectual disability: expanding our concepts of phenotypes and of family outcomes. J Genet Couns. 2012;21(6):761-9.
56. Reilly C. Behavioural phenotypes and special educational needs: is aetiology important in the classroom? J Intellect Disabil Res. 2012;56(10):929-46.
57. Edgin JO, Pennington BF, Mervis CB. Neuropsychological components of intellectual disability: the contributions of immediate, working, and associative memory. J Intellect Disabil Res. 2010;54(5):406-17.

58. McGlinchey E, McCarron M, Holland A, McCallion P. Examining the effects of computerised cognitive training on levels of executive function in adults with Down syndrome. J Intellect Disabil Res. 2019;63(9):1137-50.
59. Fonseca LM, Rufino Navatta AC, Bottino CMC, Miotto EC. Cognitive rehabilitation of dementia in adults with Down syndrome: a review of non-pharmacological interventions. Dement Geriatr Cogn Dis Extra. 2015;5(3):330-40.
60. Fonseca LM, Mattar GP, Haddad GG, Burduli E, McPherson SM, Guilhoto LMFF, et al. Neuropsychiatric symptoms of Alzheimer's disease in Down syndrome and its impact on caregiver distress. J Alzheimers Dis. 2021;81(1):137-54.
61. Belleville S, Gilbert B, Fontaine F, Gagnon L, Ménard E, Gauthier S. Improvement of episodic memory in persons with mild cognitive impairment and healthy older adults: evidence from a cognitive intervention program. Dement Geriatr Cogn Disord. 2006;22(5-6):486-99.
62. Clare L, Wilson BA, Carter G, Roth I, Hodges JR. Relearning face-name associations in early Alzheimer's disease. Neuropsychology. 2002;16(4):538-47.
63. Clare L, van Paasschen J, Evans SJ, Parkinson C, Woods RT, Linden DE. Goal-oriented cognitive rehabilitation for an individual with Mild Cognitive Impairment: behavioural and neuroimaging outcomes. Neurocase. 2009;15(4):318-31.
64. Holland AJ, Hon J, Huppert FA, Stevens F, Watson P. Population-based study of the prevalence and presentation of dementia in adults with Down's syndrome. Br J Psychiatry. 1998;172:493-8.
65. Santos FH, Sood P, Gan DRY, Lansang N, Devos H, Heyn PC. Physical activity for persons with intellectual and developmental disabilities: a support guide for health care professionals. Arch Phys Med Rehabil. 2023.
66. Santos FH, Zurek J, Janicki MP. Efficacy of healthy aging interventions for adults with intellectual and developmental disabilities: a systematic review. Gerontologist. 2022;62(4):e235-e52.

Capítulo **5**

A comunicação e a linguagem do adulto e do idoso com deficiência intelectual

Cláudia Lopes Carvalho

Pontos-chave:

- O impacto da deficiência intelectual na comunicação e na linguagem.
- Processamento da comunicação e da linguagem e as principais necessidades de avaliação.
- Instrumentos internacionais existentes e a experiência brasileira na aplicação de algumas ferramentas de avaliação.
- Abordagem fonoaudiológica centrada na pessoa com deficiência e na família.
- Desafios enfrentados na avaliação fonoaudiológica.

INTRODUÇÃO

Na área da reabilitação funcional em pessoas adultas e idosas com deficiência intelectual, a avaliação da comunicação e da linguagem desempenha um papel fundamental. No Brasil, embora enfrentemos a ausência de instrumentos validados especificamente para essa população, nesse ciclo da vida, a necessidade de compreender e intervir nas dificuldades de comunicação e linguagem é inegável.

Este capítulo tem como objetivo destacar a importância da avaliação fonoaudiológica, mesmo diante dessa lacuna, e oferecer um guia abrangente para profissionais e pesquisadores que buscam intervir e aprimorar a qualidade de vida desses indivíduos.

Definir o impacto da deficiência intelectual na comunicação e na linguagem é o ponto de partida. Serão exploradas neste capítulo as nuances dessa condição e a maneira como ela reflete na capacidade de se expressar e de compreender a linguagem. Além disso, serão detalhadas as principais áreas que merecem atenção na avaliação, abrangendo desde a linguagem receptiva e expressiva até a pragmática da linguagem e a comunicação não verbal (CNV).

Serão abordados os principais instrumentos internacionais que podem servir como guias, mesmo sem validação específica para o contexto brasileiro. Exemplos práticos serão oferecidos, assim como estratégias para superar os desafios inerentes à avaliação de adultos e idosos com deficiência intelectual, ressaltando a importância da colaboração com suas famílias.

Finalmente, serão considerados o cenário das futuras pesquisas e o desenvolvimento de instrumentos validados no Brasil. A necessidade de preencher essa lacuna é clara, e todos os profissionais são encorajados a se unir nesse esforço conjunto.

Este capítulo é uma jornada de exploração e descoberta, um convite para compreender mais profundamente as complexidades da comunicação e da linguagem em pessoas adultas e idosas com deficiência intelectual. Ao fazê-lo, contribuímos não apenas para a reabilitação funcional, mas também para uma sociedade mais inclusiva e compassiva, na qual cada voz encontre seu espaço e valor.

O IMPACTO DA DEFICIÊNCIA INTELECTUAL NA COMUNICAÇÃO E NA LINGUAGEM

A deficiência intelectual é uma condição caracterizada por limitações significativas no funcionamento intelectual e no comportamento adaptativo. Essas limitações podem afetar o aprendizado, a comunicação, o autocuidado e a participação social. Geralmente a deficiência intelectual é diagnosticada quando o quociente de inteligência (QI) está abaixo de 70.[1,2]

O *status* cognitivo pode impactar nos resultados da avaliação da comunicação e da linguagem,[3] e as implicações na avaliação fonoaudiológica podem variar:

- Deficiência intelectual leve: pode ser menos impactante na comunicação e na linguagem, com habilidades linguísticas mais próximas da média, mas ainda com desafios específicos.

- Deficiência intelectual moderada: nesse caso, as dificuldades de comunicação são mais evidentes, com vocabulário limitado e dificuldades na compreensão.
- Deficiência intelectual grave/profunda: aqui as implicações na comunicação são significativas, com fala limitada ou inexistente, tornando fundamental a CNV.

Essas implicações podem variar amplamente de acordo com a gravidade da deficiência.[4,5] A seguir, são apresentadas algumas implicações comuns:

- Vocabulário limitado: muitas pessoas com deficiência intelectual têm um vocabulário mais restrito, o que pode dificultar a expressão de pensamentos e necessidades de forma eficaz.[6]
- Dificuldades na compreensão: a compreensão de informações verbais pode ser desafiadora, levando a dificuldades em seguir instruções ou entender conversas complexas.[7]
- Alterações na fala e na articulação: alguns indivíduos com deficiência intelectual podem ter dificuldades na articulação das palavras, tornando a fala menos clara.[8]
- Dificuldades de aprendizagem e atraso na aquisição da linguagem: a aquisição da linguagem pode ser mais lenta, resultando em dificuldades na expressão verbal.[9]

A avaliação fonoaudiológica em pessoas adultas e idosas com deficiência intelectual deve ser adaptada às necessidades individuais. Isso inclui a avaliação da compreensão e da expressão verbal, da articulação, da fluência e do uso de recursos de comunicação alternativa.[10]

A compreensão sobre as implicações da deficiência intelectual na comunicação e na linguagem é essencial para profissionais de saúde, fonoaudiólogos, psicólogos, pedagogos, gerontólogos e pesquisadores dedicados ao atendimento de adultos e idosos com essa condição.

Para melhor compreensão sobre o processamento da linguagem, bem como as principais habilidades alteradas presentes nesse grupo populacional, dois casos clínicos serão apresentados neste tópico simulando situações clínicas reais.

Cada caso clínico aqui apresentado é único, demonstrando as complexidades que envolvem a deficiência intelectual e os modos como ela pode afetar a comunicação e a linguagem no dia a dia. Esses breves relatos destacam as variações na gravidade da deficiência e a maneira como essa variação influencia significativamente a vida dessas pessoas, visando compreender melhor os desafios que esses indivíduos enfrentam em suas interações sociais, na busca por autonomia e no enfrentamento das demandas comunicativas cotidianas.

Espera-se que esses dois casos, com suas histórias, inspirem profissionais de saúde e pesquisadores a buscar estratégias de intervenção mais eficazes e, acima de tudo, a oferecer um apoio mais adequado a essas populações:

Caso clínico 1 – adulto

Nome: João.
Idade: 35 anos.
Diagnóstico: deficiência intelectual moderada.
Manifestações clínicas: João é uma pessoa adulta com deficiência intelectual moderada. Ele apresenta algumas manifestações clínicas significativas no que diz respeito à comunicação e à linguagem:

- Vocabulário limitado: João tem um vocabulário limitado, o que dificulta a expressão de suas necessidades e pensamentos. Ele usa frases curtas e simples para se comunicar.
- Compreensão limitada: João tem dificuldade em compreender instruções complexas. Quando lhe são dadas tarefas com múltiplas etapas, ele pode ficar confuso e se mostrar incapaz de seguir as orientações.
- Desafios de articulação: sua fala pode ser difícil de entender devido a problemas de articulação. Alguns sons são pronunciados de forma imprecisa, tornando a comunicação menos clara.
- Impacto no dia a dia: João depende fortemente de apoio na vida diária. Ele tem dificuldade em comunicar suas necessidades básicas, como fome, sede e desconforto. Isso pode levar a frustrações e situações de estresse, já que sua capacidade de se expressar verbalmente é limitada. Além disso, a dificuldade em compreender instruções torna seu envolvimento desafiador em atividades rotineiras, como preparar uma refeição simples.

Caso clínico 2 – idoso

Nome: Maria.
Idade: 72 anos.

Diagnóstico: deficiência intelectual leve.

Manifestações clínicas: Maria é uma pessoa idosa com deficiência intelectual leve. Suas manifestações clínicas são mais sutis em comparação com as de João, mas ainda têm um impacto notável em sua comunicação e linguagem:

- Vocabulário restrito: embora seu vocabulário seja mais amplo que o de João, Maria tende a usar palavras simples e frequentemente repete frases.
- Compreensão limitada de contexto: Maria pode compreender conceitos individuais, mas frequentemente tem dificuldade em entender o contexto em que as conversas estão ocorrendo. Isso pode levá-la a respostas que não se encaixam na situação.
- Dificuldades de expressão de sentimentos: Maria tem dificuldade em expressar seus sentimentos e pensamentos de forma eficaz, o que pode levar a mal-entendidos em suas interações sociais.
- Impacto no dia a dia: Maria, assim como João, depende de apoio em muitos aspectos de sua vida diária. A dificuldade em expressar sentimentos e pensamentos pode ser frustrante, especialmente em situações sociais. Ela pode se sentir isolada devido à capacidade limitada de se comunicar plenamente com os outros. Com o envelhecimento, suas dificuldades tornaram-se mais evidentes, e ela vem precisando de suporte adicional para lidar com desafios comuns do dia a dia.

Esses dois casos clínicos ilustram o impacto da deficiência intelectual na comunicação e na linguagem de adultos e idosos, destacando as variações na gravidade e a maneira como essas limitações afetam a vida cotidiana desses indivíduos.

PROCESSAMENTO DA COMUNICAÇÃO E DA LINGUAGEM E AS PRINCIPAIS NECESSIDADES DE AVALIAÇÃO

Como definido nos tópicos anteriores, a deficiência intelectual é caracterizada por limitações significativas no funcionamento intelectual e no comportamento adaptativo. Isso afeta a capacidade de uma pessoa para compreender, aprender, raciocinar e comunicar-se efetivamente. A seguir serão apresentadas as principais áreas de avaliação da comunicação e linguagem em pessoas adultas e idosas com deficiência intelectual.

A avaliação da linguagem receptiva na fonoaudiologia refere-se à análise e entendimento das habilidades de compreensão auditiva e leitura em um indivíduo. Envolve a capacidade do paciente de entender e processar informações verbais e escritas. Durante essa avaliação, o fonoaudiólogo pode realizar uma série de testes e atividades para avaliar o nível de compreensão do paciente em relação a diferentes aspectos da linguagem, como vocabulário, gramática, compreensão de instruções, compreensão de histórias e resolução de problemas baseados em linguagem oral ou escrita.

Essa avaliação pode incluir tarefas como identificação de objetos, seguimento de instruções verbais simples e complexas, compreensão de perguntas, compreensão de histórias ou textos, identificação de informações específicas em um texto, entre outras. O fonoaudiólogo analisa o desempenho do paciente nessas atividades para identificar padrões de dificuldades ou áreas de habilidade, fornecendo assim uma base para o desenvolvimento de estratégias de intervenção adequadas para melhorar a compreensão auditiva e a leitura do paciente.

Na avaliação da linguagem receptiva em pessoas com deficiência intelectual, é fundamental observar a capacidade da pessoa para compreender a linguagem falada e escrita.[10] Estes são exemplos práticos de como se pode perceber falhas no processamento da linguagem receptiva:

- Compreensão de comandos simples: avalia a habilidade do indivíduo para seguir comandos simples, como "pegue o livro" ou "toque na sua cabeça". Dificuldades em compreender e executar comandos básicos.
- Identificação de objetos e conceitos: testa a capacidade de nomear objetos ou identificar conceitos. Pede-se ao indivíduo para apontar para uma maçã, para uma bola ou para indicar qual objeto é "maior e/ou menor". Dificuldades em realizar essas tarefas podem sugerir dificuldades também na compreensão de conceitos.

A avaliação da linguagem expressiva na fonoaudiologia diz respeito à análise das habilidades de produção verbal e escrita de um indivíduo. Essa avaliação visa compreender a capacidade do paciente de expressar seus pensamentos, ideias e sentimentos de forma clara e adequada, tanto oralmente quanto por escrito.

Durante a avaliação da linguagem expressiva, o fonoaudiólogo pode utilizar uma variedade de técnicas e instrumentos para examinar diferentes aspectos da produção linguística do paciente. Isso pode incluir a observação da fluência verbal, a análise da articulação e pronúncia das palavras, a avaliação da estrutura gramatical das frases, a observação do vocabulário utilizado e a análise da organização e coesão do discurso.

Além disso, a avaliação da linguagem expressiva pode abranger a análise da habilidade de escrita, incluindo a capacidade de formar letras e palavras de forma legível, a ortografia correta, a estruturação de textos e a clareza na transmissão de ideias por escrito.

Com base nos resultados obtidos durante a avaliação, o fonoaudiólogo pode identificar áreas de dificuldade na produção linguística do paciente e desenvolver um plano de intervenção personalizado para auxiliar no aprimoramento das habilidades expressivas, promovendo assim uma comunicação mais eficaz e funcional.

Na avaliação da linguagem expressiva, é importante observar a capacidade da pessoa de se expressar verbalmente ou por meio de comunicação alternativa.[11] A seguir serão apresentados exemplos práticos de como podem ser percebidas falhas no processamento da linguagem expressiva:

- Nomeação de objetos e descrição de eventos: avalie se o indivíduo é capaz de nomear objetos e descrever eventos de maneira coerente. Por exemplo, peça que nomeie objetos comuns, como uma cadeira ou uma colher. Dificuldades em nomear objetos ou descrever eventos.
- Contar uma história: peça ao indivíduo para contar uma história simples, por exemplo, o que fez no fim de semana. Observe se consegue organizar as informações de forma sequencial e lógica.

A avaliação das habilidades pragmáticas na fonoaudiologia refere-se à análise das habilidades de uso social da linguagem em um indivíduo. Essas habilidades pragmáticas incluem a capacidade de usar a linguagem de maneira adequada em diferentes contextos sociais e de comunicação, levando em consideração normas culturais e sociais.

Durante a avaliação das habilidades pragmáticas, o fonoaudiólogo pode observar como o paciente inicia e mantém interações sociais, sua capacidade de manter tópicos de conversa relevantes, sua habilidade em compreender e usar pistas não verbais, como gestos e expressões faciais, e sua capacidade de interpretar e responder adequadamente às intenções comunicativas dos outros.

Além disso, a avaliação das habilidades pragmáticas pode incluir a observação do uso de estratégias de conversação, como *turn taking* (alternância de turno na conversa), a habilidade de fazer solicitações, expressar opiniões, pedir esclarecimentos e resolver conflitos verbais de modo construtivo.

Com base nos resultados da avaliação das habilidades pragmáticas, o fonoaudiólogo pode identificar áreas de dificuldade na interação social e na comunicação do paciente e desenvolver estratégias de intervenção específicas para promover o desenvolvimento e o aprimoramento dessas habilidades pragmáticas, facilitando assim uma comunicação mais eficaz e satisfatória nas interações sociais do paciente.

A pragmática envolve as regras sociais e culturais que governam a comunicação, como a vez de falar, manter contato visual, respeitar turnos na conversa e ajustar a linguagem ao interlocutor.[12,13] Na avaliação, observe se o indivíduo demonstra dificuldades na compreensão ou aplicação dessas regras. Por exemplo, pode ser observado que a pessoa interrompe frequentemente os outros, não mantém contato visual ou não usa linguagem apropriada para diferentes situações.

A CNV engloba todas as formas de transmitir informações e significados sem o uso de palavras. Isso inclui gestos, expressões faciais, postura corporal, contato visual, tom de voz, entonação, proximidade física, toque e até mesmo o uso de símbolos visuais, como emojis ou sinais gráficos.[14]

A CNV desempenha um papel crucial na interação social, permitindo que as pessoas expressem emoções, intenções, atitudes e nuances da comunicação que não podem ser totalmente transmitidas por meio da linguagem verbal.[15,16] Além disso, a CNV é um meio de comunicação fundamental na interpretação das mensagens, influenciando a compreensão mútua e o sucesso das interações interpessoais.

A CNV deve ser compreendida como um complemento essencial para a linguagem verbal na transmissão e interpretação de informações em contextos sociais. Essa comunicação desempenha, portanto, um papel significativo em nossa capacidade de compreender as emoções e intenções dos outros, bem como em nossa própria expressão e comunicação eficaz.

A avaliação da CNV envolve a observação de expressões faciais, gestos, postura corporal e entonação vocal. Avalie se a pessoa é capaz de compreender esses aspectos da comunicação e se consegue usá-los de maneira apropriada.[17]

Por exemplo, uma pessoa com deficiência intelectual pode ter dificuldade em interpretar as emoções de outras pessoas com base em suas expressões faciais, o que pode afetar a qualidade de suas interações sociais. Falhas na CNV também podem levar a mal-entendidos e conflitos nas interações cotidianas.

É importante destacar que cada indivíduo é único, e as dificuldades nas áreas de processamento da linguagem podem variar. Portanto, uma avaliação individualizada é essencial para identificar as necessidades específicas de comunicação e linguagem de cada pessoa com deficiência intelectual. Os exemplos práticos citados anteriormente são uma ilustração breve sobre as principais áreas de avaliação e as falhas que podem surgir no processo.

INSTRUMENTOS INTERNACIONAIS RECOMENDADOS

A avaliação da comunicação, fala e linguagem é fundamental na compreensão das necessidades e potencialidades de pessoas adultas e idosas com deficiência intelectual, e existem instrumentos internacionais amplamente reconhecidos que proporcionam uma base sólida para avaliar essas habilidades. No entanto, é crucial entender que a adaptação desses instrumentos e a contínua pesquisa na área são necessárias para atender às demandas específicas de diferentes populações, incluindo aquelas com deficiência intelectual.

Os instrumentos como o Teste de Comunicação Receptiva e Expressiva (CELF), o Teste de Linguagem para Adolescentes e Adultos (TOAL), o Questionário de Comunicação Social (QCS-DI) e a Escala Vineland foram originalmente desenvolvidos para outros grupos populacionais, como crianças, mas podem ser adaptados para atender às necessidades de pessoas adultas e idosas com deficiência intelectual. Essas adaptações devem considerar as características únicas desses indivíduos, garantindo que a avaliação seja relevante e precisa.

Além de citar os principais instrumentos de avaliação, ressalta-se que a validação de instrumentos em diferentes contextos e países é essencial. A adaptação e a validação desses instrumentos para a população brasileira, por exemplo, podem ser realizadas por pesquisadores comprometidos com a melhoria da avaliação da comunicação em pessoas adultas e idosas, especialmente aqueles com deficiência intelectual.

Nesse contexto, reconhece-se que o campo da avaliação da comunicação, fala e linguagem está em constante evolução. A pesquisa contínua é essencial para aprimorar os instrumentos existentes e desenvolver novas ferramentas que atendam às necessidades específicas das populações-alvo. Isso nos leva a um compromisso contínuo com a melhoria da qualidade de vida e a inclusão social de pessoas adultas e idosas com deficiência intelectual.

Portanto, em face da apresentação dos instrumentos internacionais existentes, pesquisadores e profissionais são convidados a participar ativamente desse processo, contribuindo para o avanço na avaliação da comunicação e linguagem e promovendo uma abordagem mais inclusiva e eficaz.

Teste de Comunicação Receptiva e Expressiva (CELF-5)

O CELF-5 é um instrumento de avaliação da linguagem que visa medir tanto a compreensão (receptiva) quanto a expressão (expressiva) da linguagem verbal em crianças, mas pode ser adaptado para adultos e idosos, incluindo aqueles com deficiência intelectual.[18]

O CELF-5 foi desenvolvido pelos pesquisadores Elizabeth Wiig, Wayne Secord e Eleanor Semel nos EUA na década de 1980 e inicialmente publicado em 1986. Desde então, esse instrumento passou por várias revisões e atualizações para se manter relevante e válido para avaliação da linguagem em crianças e adultos.

Esse instrumento de avaliação da linguagem tem sido amplamente utilizado em diversos países, e como resultado foram feitas adaptações em várias línguas nativas ao redor do mundo, entre elas espanhol, francês, alemão, holandês, português, sueco, finlandês, norueguês e dinamarquês.

As adaptações permitem que o teste seja aplicado em contextos diversos e com populações que falam diferentes idiomas. É importante observar que, embora o CELF-5 seja amplamente utilizado em muitos países, a disponibilidade de adaptações em linguagem nativa pode variar.

O CELF-5 geralmente é aplicado em um ambiente propício para avaliação clínica. A aplicação deve ser realizada por um avaliador qualificado e treinado, como um fonoaudiólogo ou outro profissional da saúde com experiência em avaliação da linguagem. Antes de iniciar os testes, o fonoaudiólogo pode realizar uma anamnese detalhada com os cuidadores para obter informações sobre o histórico de desenvolvimento da linguagem e outras informações relevantes.

O procedimento de avaliação utilizando o CELF-5 é composto por uma série de subtestes que avaliam diferentes aspectos da linguagem, como compreensão de conceitos, vocabulário, memória de trabalho verbal, entre outros. Os subtestes são aplicados de acordo com a versão do CELF-5 utilizada.

Após a aplicação, as respostas são pontuadas e os resultados são interpretados. O CELF-5 fornece escores para diferentes aspectos da linguagem, permitindo uma avaliação abrangente da capacidade de compreensão e expressão da linguagem.

Os resultados são frequentemente compilados em um relatório que destaca os pontos fortes e fracos da linguagem do avaliado, fornecendo informações valiosas para o planejamento de intervenções ou tratamentos.

Nesse processo de avaliação e interpretação dos resultados encontrados, é preciso lembrar que, ao adaptar o CELF-5 para pessoas adultas e idosos com deficiência intelectual, podem ser necessárias modificações no modo como os subtestes são aplicados, levando em consideração as necessidades específicas dessa população.

Teste de Linguagem para Adolescentes e Adultos (TOAL-4)

O TOAL-4 (Teste de Linguagem para Adolescentes e Adultos – 4ª edição) é um instrumento de avaliação desenvolvido para medir as habilidades de linguagem em adolescentes e adultos, abrangendo uma faixa etária que vai desde os 12 anos até a idade adulta.[19] O teste foi concebido para avaliar várias áreas da linguagem, incluindo compreensão auditiva, expressão oral, vocabulário, gramática, fluência e habilidades de leitura.

Os autores do TOAL-4 são Donald D. Hammill, Virginia L. Brown, Stephen C. Larsen e J. Lee Wiederholt. Esses profissionais são reconhecidos no campo da avaliação educacional e psicológica, trazendo uma vasta experiência e conhecimento para o desenvolvimento desse teste.

O TOAL-4 oferece uma abordagem abrangente para avaliar as habilidades de linguagem em adolescentes e adultos, sendo utilizado em diversos contextos, como escolas, clínicas, práticas privadas, centros de pesquisa e avaliações cognitivas. Ele fornece informações valiosas sobre as habilidades linguísticas de indivíduos mais velhos, auxiliando na identificação de necessidades de intervenção e no desenvolvimento de planos de tratamento personalizados.

Além disso, o TOAL-4 é projetado para ser administrado de modo eficiente, com uma variedade de formas de teste e materiais suplementares disponíveis para atender às necessidades específicas dos usuários. Essa flexibilidade torna o teste uma ferramenta versátil e amplamente utilizada por profissionais que trabalham com adolescentes e adultos em diversas áreas, como educação especial, fonoaudiologia, psicologia clínica e neuropsicologia.

Esse instrumento de avaliação é composto por uma série de subtestes que avaliam diferentes aspectos da linguagem, incluindo compreensão auditiva, expressão oral e habilidades de processamento da linguagem. Os subtestes incluem tarefas que mensuram o vocabulário, a gramática, a compreensão de histórias e a organização de informações verbais.

Esse instrumento pode ser aplicado em adolescentes e adultos, o que o torna adequado para avaliar a linguagem em uma ampla faixa etária. A aplicação do TOAL-4 geralmente é realizada por fonoaudiólogos ou profissionais de saúde qualificados e treinados em avaliação da linguagem. Os participantes respondem a perguntas, completam frases e executam tarefas que avaliam suas habilidades de linguagem.

Os resultados do TOAL-4 são pontuados de acordo com os critérios estabelecidos nas diretrizes do teste. Os escores obtidos no TOAL-4 podem fornecer informações valiosas sobre o desempenho das habilidades de linguagem, identificando áreas de força e fraqueza.

O TOAL tem diferentes versões e adaptações, o que o torna flexível para atender a diferentes necessidades e populações. Ressalta-se que o TOAL-4 é mais voltado para a avaliação da linguagem em pessoas com deficiência intelectual leve.

Questionário de Comunicação Social (QCS-DI)

A comunicação social (CS) em pessoas com deficiência intelectual é outro aspecto importante no processo de avaliação. A CS refere-se à maneira como essas pessoas se comunicam, interagem e se relacionam com os outros em contextos sociais, ou seja, é o uso e a interpretação apropriada de mensagens verbais e não verbais.[20] O conceito envolve a análise das habilidades de comunicação, compreensão, expressão e interação social.[21,22]

O QCS-DI em adultos com deficiência intelectual,[23] ainda não padronizado para a população brasileira, destina-se a avaliar os cinco aspectos da CS que se supõe estarem fortemente inter-relacionados:

1. Engajamento durante a conversa.
2. Habilidades conversacionais.
3. Adaptação de comportamentos comunicativos ao interlocutor.
4. Uso social da comunicação.
5. Uso da comunicação não verbal.[24]

Para avaliação da CS, os pais ou cuidadores respondem às perguntas relacionadas ao comportamento de comunicação social do indivíduo. As respostas fornecidas pelos pais ou cuidadores ajudarão a determinar se o indivíduo apresenta sinais de dificuldades de comunicação social e se pode haver necessidade de uma avaliação mais detalhada por meio de *proxys* específicos.

O QCS-DI é uma ferramenta útil para profissionais como fonoaudiólogos, psicólogos e terapeutas ocupacionais, que trabalham com indivíduos com deficiência intelectual, especialmente quando há suspeita de alteração nas habilidade de comunicação social. Ele fornece informações valiosas para ajudar no diagnóstico e no desenvolvimento de planos de tratamento personalizados.

O QCS-DI investiga 20 aspectos importantes:

1. Iniciar uma conversa sozinho (iniciativa comunicativa).
2. Comunicação com colegas.
3. Gosta de comunicação com os cuidadores.
4. Gosta de comunicação com estranhos.
5. Comunica-se com pessoas desconhecidas.
6. Mantém uma conversa longa bidirecional (mais que 5 minutos).
7. Obedece às regras de conversação (p. ex., pode esperar sua vez).
8. Capta a informação do interlocutor durante a conversa e responde a essa informação.
9. Mantém e contribui com o tópico durante a conversa.
10. Diz aos outros coisas que eles já sabem ou informações com as quais não se importam.
11. Consegue fazer perguntas quando não entende.
12. Pode conduzir uma conversa equilibrada (enviar-receber informações).
13. Participa de conversas em grupo com profissionais/colegas.
14. Envolve-se ativamente nas conversas em grupo.
15. Faz perguntas específicas nas conversas em grupo.
16. Gosta de se expressar quando está na frente de um grupo conversando.
17. Consegue dar *feedback*/elogios positivos e expressa sua emoção por meio de comunicação verbal e escrita.
18. Oferece ajuda para seus interlocutores.
19. Utiliza o contato visual e as expressões faciais adequadamente.
20. Ajusta suas emoções/humor de acordo com o ambiente comunicativo.

Escala Adaptativa Vineland-3

A Escala Adaptativa Vineland-3[25] é um instrumento utilizado mundialmente para avaliar o comportamento adaptativo das pessoas desde o nascimento até a idade adulta e a velhice (até 90 anos). Esse instrumento é constituído por um formulário contendo uma entrevista semiestruturada em formato de questionário. A importância de sua avaliação está em fornecer a compreensão das necessidades individuais ao longo da vida.

Com a Vineland-3 é possível medir o comportamento adaptativo, incluindo as habilidades de comunicação, habilidades da vida diária, socialização e habilidades motoras. Entre as habilidades comunicativas que podem ser avaliadas estão a linguagem receptiva (assistir, compreender e responder adequadamente às informações dos outros), a linguagem expressiva (utilizar palavras e frases verbalmente) e a linguagem escrita (leitura e escrita).

Apesar de podermos contar com instrumentos internacionais como CELF, TOAL, QCS-DI e a Escala Vineland e de admitirmos a credibilidade e a confiança no uso desses instrumentos, é necessário desenvolver e validar novas ferramentas tendo o conhecimento técnico gerontológico como premissa para aplicabilidade e raciocínio clínico no uso prático desses instrumentos.

INSTRUMENTOS UTILIZADOS NO BRASIL PARA AVALIAÇÃO DE ADULTOS E IDOSOS

No Brasil, temos vivido algumas experiências na aplicabilidade de instrumentos de avaliação da comunicação e da linguagem em adultos e idosos com deficiência intelectual, principalmente daqueles com síndrome de Down, entre elas a Bateria Arizona para Desordens da Comunicação na Demência (ABCD).[26]

A ABCD, que identifica e quantifica os déficits cognitivos, comunicativos e linguísticos na pessoa com demência, ainda não foi validada para pessoas com deficiência intelectual no Brasil. Essa bateria foi selecionada por possibilitar a avaliação de processos cognitivos (aprendizagem, atenção, memória, funções executivas e visuoespaciais) e linguísticos (compreensão e expressão linguística), utilizando-se o mesmo instrumento. Em sua versão original, a ABCD contém 17 construtos: estado mental, memória episódica (recontagem imediata e tardia de história e aprendizado de palavras), expressão linguística (descrição de objetos, nomeação por confrontação visual e definição de conceitos), compreensão linguística (seguimento de ordens, questões comparativas, repetição e compreensão de leitura) e construção visuoespacial (desenho livre e cópia de figuras).

O primeiro artigo publicado usando a ABCD no Brasil foi realizado pela autora deste capítulo[27] com o objetivo de caracterizar o perfil linguístico de adultos e idosos com síndrome de Down. Nesse estudo foram avaliados 30 adultos com síndrome de Down (18 homens e 12 mulheres) com idade média de 47,8 anos, com um desvio padrão de 6,7 anos.

Em 2023 esse mesmo instrumento foi utilizado visando verificar o impacto da comunicação e da linguagem na funcionalidade de adultos e idosos com síndrome de Down por meio da correlação entre parâmetros linguísticos e funcionais. Nesse estudo foram avaliadas 40 pessoas com síndrome de Down, de ambos os sexos, com idade mínima de 35 anos, residentes na cidade de São Paulo. Para comparação dos dados, o grupo de pessoas estudadas foi categorizado em alfabetizadas e não alfabetizadas visando ao melhor entendimento sobre a *performance* cognitiva linguística. Os resultados demonstram que adultos e idosos com síndrome de Down não alfabetizados apresentam maior comprometimento das habilidades cognitivas, comunicativas e de linguagem. As habilidades de repetição e nomeação diferenciaram os dois grupos estudados.

Os resultados obtidos demonstraram que a bateria ABCD é uma ferramenta útil na avaliação de adultos e idosos com síndrome de Down, e o desempenho dos indivíduos nessa bateria correlaciona-se com índices de funcionalidade, quando utilizado com outros instrumentos de avaliação funcional.

No entanto, apesar de a ABCD ter sido utilizada para avaliar os processos cognitivos linguísticos em adultos e idosos, sugere-se melhor caracterização das habilidades linguísticas dessas pessoas por meio de novos estudos utilizando essa mesma bateria de avaliação, motivo que levou a autora do capítulo a realizar novas pesquisas concluídas em 2023, resultando em uma dissertação de mestrado intitulada *Impacto da comunicação e da linguagem na funcionalidade de adultos e idosos com síndrome de Down*, que será publicada em breve.

DESAFIOS ENFRENTADOS NA AVALIAÇÃO FONOAUDIOLÓGICA

A avaliação fonoaudiológica em pessoas adultas e idosas com deficiência intelectual apresenta desafios específicos que requerem uma abordagem sensível e adaptada. Nesse contexto, o fonoaudiólogo se depara com limitações e dificuldades na elaboração de instrumentos de avaliação comunicativa e da linguagem. Alguns dos desafios mais notáveis incluem:

- Compreensão e expressão limitada: adultos e idosos com deficiência intelectual frequentemente apresentam limitações na compreensão e expressão da linguagem. Isso pode dificultar a avaliação tradicional baseada em entrevistas e questionários, uma vez que esses indivíduos podem não ser capazes de fornecer respostas verbais completas e precisas.
- CNV limitada: muitas vezes a comunicação não verbal desempenha um papel crucial na avaliação fonoaudiológica, ajudando a identificar pistas importantes. No entanto, adultos e idosos com deficiência intelectual podem ter dificuldades em expressar emoções, desejos ou necessidades por meio de gestos ou expressões faciais, o que torna a interpretação desses sinais um desafio.
- Diversidade de habilidades e níveis de funcionamento: é importante reconhecer a grande variação nas habilidades de comunicação e linguagem entre os adultos e idosos com deficiência intelectual. Alguns podem ter habilidades linguísticas limitadas, enquanto outros podem apresentar uma comunicação mais desenvolvida. Isso requer uma abordagem personalizada na avaliação.

Mesmo diante desses desafios, o profissional fonoaudiólogo pode oferecer avaliação em tratamento diferenciado para esse grupo populacional, superando essas dificuldades por meio de:

- Parceria com outros profissionais para avaliação multidisciplinar: trabalhar em equipe com outros profissionais de saúde, como psicólogos, terapeutas ocupacionais e médicos, pode fornecer uma visão mais completa do paciente. Essa colaboração pode ajudar a compreender as capacidades individuais e adaptar a avaliação.
- Adaptação de instrumentos de avaliação: é fundamental adaptar os instrumentos de avaliação fonoaudiológica para a linguagem e as habilidades de comunicação do paciente. Isso pode incluir o uso de imagens, vídeos ou outras formas de comunicação não verbal, quando necessário.
- Olhar clínico observacional e paciência: a observação atenta do paciente ao longo do tempo é valiosa. Paciência e empatia são cruciais para criar

um ambiente acolhedor, no qual o paciente se sinta à vontade para se comunicar da melhor maneira possível.

- Realizar uma abordagem centrada na pessoa com deficiência: uma abordagem centrada no paciente, focando em suas necessidades individuais, é fundamental. Entender as preferências, interesses e desafios específicos de cada paciente contribui para uma avaliação eficaz.

CONSIDERAÇÕES FINAIS

Neste capítulo foi explorado o impacto da deficiência intelectual na comunicação e na linguagem, discutindo-se o processo de avaliação e a importância de instrumentos validados no contexto brasileiro. Enfatizou-se a abordagem fonoaudiológica centrada na pessoa com deficiência e na família, bem como os desafios enfrentados na avaliação fonoaudiológica.

É fundamental destacar a relevância da avaliação fonoaudiológica para adultos e idosos com deficiência intelectual. A validação de instrumentos é um passo crucial para garantir intervenções eficazes e personalizadas. A experiência brasileira na aplicação dessas ferramentas é uma prova de nosso compromisso com a pesquisa e a excelência na prática fonoaudiológica.

Além disso, os leitores são encorajados a continuar a pesquisa e o trabalho nessa área, contribuindo para o avanço da reabilitação funcional. A abordagem centrada na pessoa com deficiência e na família é essencial, e a colaboração próxima com as famílias é enriquecedora para ambas as partes.

À medida que continuamos a explorar, validar e aplicar instrumentos de avaliação, estamos, sem dúvida, promovendo a melhoria da qualidade de vida e da comunicação de adultos e idosos com deficiência intelectual no Brasil.

REFERÊNCIAS

1. American Association on Mental Retardation (AAMR). Mental retardation: definition, classification, and systems of supports (10th edition). Washington, DC; 2002.
2. American Psychiatric Association. Diagnostic and Statistical Manual of Mental Disorders-5 (5th edition). Arlington, VA: American Psychiatric Association; 2013.
3. Tassé M, Schalock R, Luckasson R. Intellectual disability: definition, diagnosis, classification, and systems of supports (12th edition). Washington, DC: American Association on Intellectual and Developmental Disabilities; 2021.

4. Martin GE, Klusek J, Estigarribia B, Roberts JE. Language characteristics of individuals with Down syndrome. Top Lang Disord. 2009;29(2):112-32.
5. Smith M, Manduchi B, Burke É, Carroll R, McCallion P, McCarron M. Communication difficulties in adults with Intellectual disability: results from a national cross-sectional study. Res Dev Disabil. 2020;97:103557.
6. Belva BC, Matson JL, Sipes M, Bamburg JW. An examination of specific communication deficits in adults with profound intellectual disabilities. Res Dev Disabil. 2012;33(2):525-9.
7. Marrus N, Hall L. Intellectual disability and language disorder. Child Adolesc Psychiatr Clin N Am. 2017;26(3):539-54.
8. Kent RD, Vorperian HK. Speech impairment in Down syndrome: a review. J Speech Lang Hear Res. 2013;56(1):178-210.
9. Kurtz PF, Boelter EW, Jarmolowicz DP, Chin MD, Hagopian LP. Análise do treinamento funcional da comunicação como tratamento empiricamente sustentado para problemas de comportamento apresentados por indivíduos com deficiência intelectual. Res Dev Disabil. 2011; 32(6):2935-42.
10. García JC, Díez E, Wojcik DZ, Santamaría M. Communication support needs in adults with intellectual disabilities and its relation to quality of life. Int J Environ Res Public Health. 2020;17(20):7370.
11. Grove N, Woll B. Assessing language skills in adult key word signers with intellectual disabilities: insights from sign linguistics. Res Dev Disabil. 2017;62:174-83.
12. Jasmin K, Gotts SJ, Xu Y, Liu S, Riddell CD, Ingeholm JE, et al. Overt social interaction and resting state in young adult males with autism: core and contextual neural features. Brain. 2019;142(3):808-22.
13. Xie H, Moraczewski D, McNaughton KA, Warnell KR, Alkire D, Merchant JS, et al. Social reward network connectivity differs between autistic and neurotypical youth during social interaction. bioRxiv [Preprint]. 2023:2023.06.05.543807.
14. Martin AM, O'Connor-Fenelon M, Lyons R. Non-verbal communication between nurses and people with an intellectual disability: a review of the literature. J Intellect Disabil. 2010;14(4):303-14.
15. Mehrabian A. Comunicação não verbal. Routledge; 1972.
16. Eunson BI. Non-Verbal Communication. In: Eunson B (ed.), Communicating in the 21st Century. University of Australia Press; 2012. p.256-80.
17. Danker J, Dreyfus S, Strnadová I, Pilkinton M. Scoping review on communication systems used by adults with severe/profound intellectual disability for functional communication. J Appl Res Intellect Disabil. 2023;36(5):951-65.
18. Wiig EH, Semel E, Secord WA. Clinical evaluation of language fundamentals – 5th ed. (CELF-5). Bloomington, MN: NCS Pearson; 2013.
19. Hammill DD, Brown VL, Larsen SC, Wiederholt JL. Test of Adolescent and Adult Language – 4th edition (TOAL-4). Pearson; 2007.
20. Paul R, Paatsch L, Caselli N, Garberoglio CL, Goldin-Meadow S, Lederberg A. Current research in pragmatic language use among deaf and hard of hearing children. Pediatrics. 2020;146: S237-45.
21. Tomasello M. The social-pragmatic theory of word learning. Pragmatics. 2000;10:401-13.
22. Martin GE, Lee M, Losh M. Deficiência intelectual. In: Cummings L (ed.). Pesquisa em pragmática clínica. Cham: Springer International; 2017. p.109-29.
23. Derks O, Heinrich M, Brooks W, Sterkenburg P, McCarthy J, Underwood L, Sappok T. The Social Communication Questionnaire for adults with intellectual disability: SCQ-AID. Autism Res. 2017;10(9):1481-90.

24. Brooks WT e Benson BA. The Validity of the Social Communication Questionnaire in Adults with Intellectual Disability. Resear in Autism Spec Disorders. 2013;7:247-55.
25. Pepperdine C, Mccrimmon A. Test review: Vineland Adaptive Behavior Scales, 3rd edition (Vineland-3) by Sparrow SS, Cicchetti DV, Saulnie, C. (2016). Vineland Adaptive Behavior Scales, 3rd edition (Vineland-3). San Antonio, TX: Pearson. Can J Sch Psychol.; 2017;33.
26. Bayles KA, Tomoeda CK. Analysis of the linguistic profile in Down syndrome using the Arizona Battery for Communication Disorders of Dementia. Tucson, Arizona: Canyonlands Publising. Inc.; 1993.
27. Carvalho CL, Belan AFR, Castro LR, Radanovic M. Analysis of the linguistic profile in Down syndrome using the Arizona Battery for Communication Disorders of Dementia – a pilot study. Codas. 2018;30(2):e20170164.

Capítulo **6**

Os 5 M da Geriatria: implicações na deficiência intelectual

Mariana Ribeiro de Siqueira

Pontos-chave:

- Importância da avaliação geriátrica ampla em diferentes contextos.
- Definição dos 5 M da Geriatria e seus aspectos mais importantes.
- Particularidades dos 5 M na deficiência intelectual.

INTRODUÇÃO

O cuidado primoroso na geriatria está cada vez mais centrado no indivíduo, entendendo-o como agente social: seus valores, seu planejamento de vida. Tem como objetivos principais a manutenção da funcionalidade e qualidade de vida a partir desses valores.[1]

Estamos em um momento em que, para prestar o atendimento mais adequado às pessoas, em diferentes cenários, mais do que estudar as doenças, devemos entender o processo em que elas ocorrem e como devemos agir e, sobretudo, nos antecipar diante das intempéries para conseguir melhores resultados. Sobretudo em condições mais complexas – idosos, multimorbidades, vulnerabilidade social – ou na presença de deficiências permanentes, como a deficiência intelectual.

Mais do que estudar os agravos mais frequentes no envelhecimento, é preciso compreender em que contextos eles se estabelecem, como preveni-los, amenizá-los e, sobretudo, compreender o impacto disso na vida da pessoa e da sua família.

Dessa forma, buscando aperfeiçoar a abordagem, oferecer o melhor cuidado e, sobretudo, clarificar nosso papel como geriatra,[1] é boa prática se guiar pelos 5 M, ilustrados na Figura 1.[2]

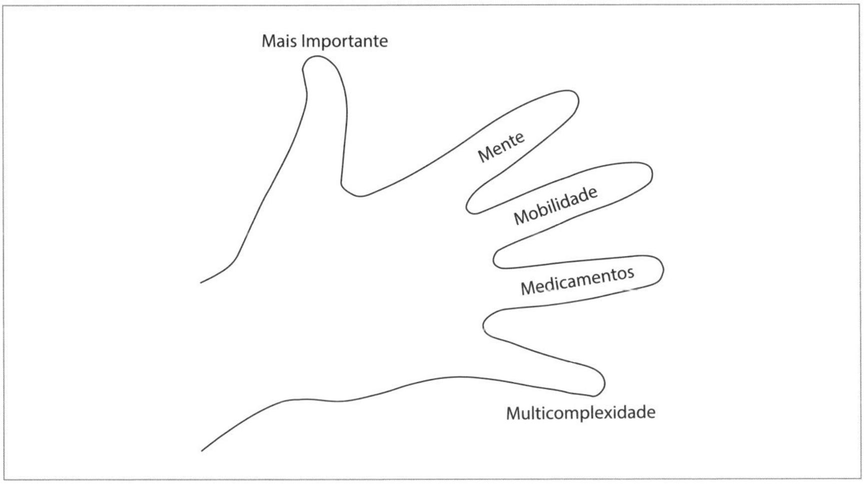

Figura 1 Os 5 M da Geriatria.
Fonte: adaptada de Holiday et al, 2021.[2]

1. **Mais importante:**
   - Identificação das prioridades na vida do paciente.
   - Planejamento de cuidados individualizado.
2. **Mente:**
   - Saúde mental e cognição.
   - Atenção aos déficits sensoriais.
3. **Mobilidade:**
   - Otimização do *status* funcional.
   - Garantir mobilidade segura.
4. **Medicamentos:**
   - Atenção às medicações em uso, levando em consideração a clareza nas metas terapêuticas, a administração adequada e as preferências do paciente.
5. **Multicomplexidade:**
   - Manejo de multimorbidades, incluindo a síndrome de fragilidade.
   - Identificação e atuação sobre múltiplos fatores ambientais e sociais prejudiciais ao bem-estar do indivíduo.

MAIS IMPORTANTE

Compreender e respeitar os valores e objetivos do paciente com base em sua trajetória de vida e a partir daí fazer o plano de cuidado mais adequado:[2]

- Como ele prefere viver os próximos anos.
- Colocá-lo no centro e atuante na elaboração desse plano.
- Convidá-lo a exercer ao máximo sua autonomia.

No contexto da deficiência intelectual, é importante lembrar que os pacientes podem necessitar de diferentes suportes para conseguir exercer sua autonomia e protagonizar sua história. É importante que sejam garantidas as estratégias de apoio necessárias para poderem expressar livremente suas vontades e serem estimulados a fazê-lo.

Cabe-nos explicar, se for do desejo do paciente, pormenores sobre a evolução de determinadas doenças para que se possa tomar as melhores decisões, tanto em relação aos tratamentos e exames indicados neste momento como em relação às decisões da vida pessoal.

Principalmente diante da possibilidade de desfecho fatal ou piora importante de funcionalidade ou da autonomia, cabe-nos ajudá-los também a elaborar um testamento vital,[3] por exemplo, e nomear um procurador de saúde.[3]

Hoje existem aplicativos que podem auxiliar o médico nas conversas que exigem mais atenção e cuidado[4] e outros que podem auxiliar a conduzir o paciente ao que lhe é "Mais importante", ou seja, aquilo que é prioritário para ele e que merece muita atenção da equipe de saúde.[5]

MENTE

Nesse campo é importante avaliar alterações do estado cognitivo (como *delirium* e demência), e de saúde mental, como o humor (depressão) e distúrbios sensoriais, principalmente audição e visão.

Delirium

Alteração aguda da cognição e atenção de curso flutuante, que comumente se associa a uma condição orgânica subjacente. Não raro, pode ser o único sinal dessa condição, muitas vezes grave, sobretudo em pacientes muito idosos e frágeis.[6]

Uma das principais causas é medicamentosa, existindo uma série de outros fatores relacionados:

- Fatores capazes de desencadear o *delirium*: cirurgias, drogas (corticoides, anti-histamínicos, psicotrópicos), infecção, hospitalização, internação em unidade de terapia intensiva (UTI), privação de sono, restrição física, dor, estresse emocional, distúrbio hidreletrolítico e desidratação.
- Fatores que tornam o indivíduo predisposto ao *delirium*: comprometimento cognitivo de base, distúrbio do humor, doenças graves, multimorbidade, fragilidade, déficits sensoriais, imobilismo e baixa escolaridade.

O *delirium* é comumente multifatorial, dificultando muitas vezes a reversão da causa, ou das causas. Porém, sua identificação precoce é imperativa para o bom cuidado ao idoso e aos familiares que acompanham essa situação.

Uma das ferramentas mais consolidadas para o diagnóstico de *delirium* é o *Confusion Assessment Method* (CAM). Se a resposta for "sim" para os itens 1 e 2 acrescidos de uma resposta positiva aos itens 3 ou 4, está estabelecido o diagnóstico (Quadro 1).[7]

Quadro 1 Diagnóstico de *delirium*. Versão curta do *Confusion Assessment Method* (CAM)

Início agudo e evolução flutuante	Pode ser obtido por informação de familiares ou enfermagem: ▪ "Há evidência de mudança no estado mental basal?" ▪ "Alteração de comportamento variou durante o dia?"
Desatenção	"Dificuldade de atenção/concentração, sendo facilmente distraído ou tendo dificuldade em manter entendimento sobre o que está sendo dito?"
Pensamento desorganizado	"Pensamento do paciente desorganizado ou incoerente, como fluxo de ideias ilógico ou mudança de assunto de forma imprevisível?"
Nível de consciência alterado	▪ Alerta: normal. ▪ Hiperalerta: vigilante. ▪ Sonolento ou facilmente despertado: letárgico. ▪ Dificuldade em despertar: estupor. ▪ Não despertável: coma.

Fonte: adaptado de Duarte e Amaral, 2023.[6]

Demência

A triagem de alterações cognitivas permanentes e progressivas é necessária na avaliação ampla do processo de envelhecimento.[2]

Existem fatores intrínsecos e extrínsecos que colocam a população com deficiência intelectual em risco para *síndromes demenciais*, sobretudo a doença de Alzheimer, inclusive em idades mais precoces.[8]

Importante destacar que, para além da discussão sobre os testes cognitivos mais adequados para essa população, é preciso reforçar a importância de excluir condições clínicas capazes de alterar a cognição: depressão, ansiedade, hipotireoidismo e a deficiência de vitamina B12, principalmente (Quadro 2).

Quadro 2 Investigação diagnóstica da síndrome demencial

▪ Excluir depressão.
▪ Testes cognitivos de rastreio adequados e, se necessário, programar teste mais elaborado.
▪ Exames laboratoriais (hemograma, sódio, potássio, ureia, creatinina, glicemia, TSH, vitamina B12, VDRL).
▪ Exame de imagem (ressonância magnética ou tomografia de crânio), importante para excluir outras causas, inclusive hematoma subdural.

A compensação das doenças crônicas citadas, além das dislipidemias, hipertensão e diabetes, é importante para a prevenção e tratamento da doença de Alzheimer. Igualmente importante é a educação para o estabelecimento de hábitos de vida saudáveis:

- Evitar ou abolir o tabagismo e o etilismo.
- Alimentação saudável.
- Sono reparador.
- Estímulo dos vínculos sociais/rede de apoio.
- Estímulo cognitivo.
- Exercício físico regular.

Uma vez diagnosticado, é importante que seja realizado um plano de cuidados personalizado e valioso para o indivíduo e sua rede de apoio do início do quadro até as fases mais avançadas da doença.[2]

Depressão

A identificação e o tratamento adequado dos distúrbios do humor são importantes para o estado global de saúde e o tratamento adequado de outras condições, como um elo no cuidado, que, quando negligenciado, pode elevar o risco de complicações clínicas e desfechos negativos.

Sabe-se que, entre a população de idosos com deficiência intelectual, estudos mostram uma prevalência maior, embora muito variável,[8] com apresentação distinta, e que sintomas depressivos podem acompanhar esses indivíduos durante toda a sua história, com grande dificuldade de instrumentos diagnósticos adequados; além disso, são normalmente agrupados no âmbito da saúde mental juntamente com outros diagnósticos de natureza psiquiátrica.[8]

Importante ressaltar que é comum a presença de sintomas atípicos em idosos da população geral, quando comparados aos pacientes mais jovens. Um instrumento bem consolidado para o diagnóstico da depressão em idosos é a Escala de Depressão Geriátrica (GDS-15), conforme visto no Quadro 3.[9]

Quadro 3 Ferramenta para o diagnóstico de depressão na população idosa geral: Escala de Depressão Geriátrica

1. Está satisfeito com sua vida	Sim	**Não**
2. Deixou muitas atividades e interesses?	**Sim**	Não
3. Sente que sua vida está vazia?	**Sim**	Não
4. Aborrece-se com frequência?	**Sim**	Não
5. Sente-se bem com a vida na maior parte do tempo?	Sim	**Não**
6. Teme que algo de ruim lhe aconteça?	**Sim**	Não
7. Sente-se alegre a maior parte do tempo?	Sim	**Não**
8. Sente-se desamparado com frequência?	**Sim**	Não
9. Prefere ficar em casa a sair e fazer coisas novas?	**Sim**	Não
10. Acha que tem mais problemas de memória do que outras pessoas?	**Sim**	Não
11. Acha maravilhoso estar vivo?	Sim	**Não**
12. Sente-se inútil?	**Sim**	Não
13. Sente-se cheio de energia?	Sim	**Não**
14. Sente-se sem esperança?	**Sim**	Não
15. Acha que os outros têm mais sorte que você?	**Sim**	Não

Deve-se considerar 1 ponto para os itens **em negrito**:

- Pontuação entre 0 e 5: normal.
- Entre 6 e 10: depressão leve.
- Entre 11 e 15: depressão severa.

Fonte: adaptado de Inouye et al, 1990.[7]

Para o tratamento da depressão, atualmente é grande a disponibilidade de opções farmacológicas. Portanto, deve-se fazer um planejamento terapêutico atento aos possíveis efeitos colaterais de cada medicação, bem como a avaliação do risco de interações farmacológicas, dada a grande incidência de polifarmácia nessa população, sobretudo em idosos com deficiência intelectual.[8] Deve-se ainda ressaltar a importância do acompanhamento psicoterápico e da prática de exercício físico, principalmente, além de cuidados com a alimentação e a higiene do sono.[2]

Deficiências sensoriais

As deficiências sensoriais, como a visual e auditiva, são fatores de risco importantes e modificáveis para complicações como *delirium*, demência, quedas e depressão.[2]

Essas deficiências devem ser identificadas precocemente e corrigidas, havendo essa possibilidade. Sua atenuação também é fator importante para a melhora da qualidade de vida, da funcionalidade e da longevidade.[2] É comum que muitos indivíduos com deficiência intelectual não façam avaliações médicas periódicas, sobretudo para a avaliação dessas alterações, que devem sempre ser lembradas e reconhecidas.

MOBILIDADE

Nesse quesito, os objetivos principais são a otimização do *status* funcional e a garantia da mobilidade segura.[2]

Sabe-se que a manutenção de uma independência pelo maior tempo possível é o objetivo da maioria das pessoas que estão envelhecendo e também de seus familiares, com grande repercussão nos custos do cuidado quando precocemente perdida.[2] Na mobilidade do paciente, pode-se avaliar sua funcionalidade, por meio das escalas de Katz[10] e de Lawton:[11] atividades básicas de vida diária (ABVD) e atividades instrumentais de vida diária (AIVD), respectivamente.

É preciso atentar-se às condições de saúde do indivíduo e à segurança do ambiente[2]:

- Podem-se utilizar testes como o *Time Get Up and Go* (TGUG),[12] além de testes específicos de equilíbrio, força e velocidade de marcha. Importante avaliar como é a mobilidade no dia a dia do indivíduo.
- Fazer o diagnóstico de condições como fragilidade, sarcopenia, osteoporose e osteoartrose; sequelas neurológicas, neuropatias, parkinsonismo e hipotensão postural, ou qualquer outra condição que ofereça risco nesse quesito.
- Reavaliar as medicações, se podem ser causa de sonolência ou desequilíbrio.
- Verificar se o consumo de calorias e proteínas está adequado.
- Checar os órgãos do sentido, principalmente se a visão está adequada.
- Adaptar o ambiente para reduzir o risco de quedas (pisos antiderrapantes, eliminar eventuais obstáculos e estar atento à adequação da iluminação). É importante torná-lo o mais acessível e funcional possível em cada contexto.
- Avaliar a necessidade de instituir ou adaptar o dispositivo auxiliar de marcha mais adequado.

Para alcançar melhores resultados, o plano de cuidados deve ser elaborado interdisciplinarmente, com ganhos mensuráveis e factíveis, e deve responder à seguinte pergunta: qual é o objetivo do idoso em relação a sua mobilidade?[2]

MEDICAMENTOS

Polifarmácia, uso de medicamentos inadequados e má administração podem conferir intercorrências e perdas importantes: *delirium*, quedas, dependência, constipação intestinal ou diarreia, emagrecimento ou obesidade, osteoporose, hipoglicemia, hipotensão postural, entre outros. Por isso é preciso investigar:[2]

- Existe clareza na indicação para o uso de determinada medicação, considerando o prognóstico do paciente e as metas de tratamento individualizadas para aquele caso? Uma vez não havendo, considerar a desprescrição de medicamentos.
- Existe algum risco de efeito adverso que desabone o uso de determinada medicação com piora de funcionalidade ou intolerabilidade?
- A administração das medicações tem sido feita corretamente? Forma correta de uso e horário? Existe alguma limitação para a aderência, inclusive em relação ao custo ou aquisição?

Sempre que possível, evitar o uso de medicações inadequadas ou de alto risco para efeitos adversos no idoso, conforme os Critérios de Beers,[13] lista de medicamentos inapropriados e/ou pouco seguros para serem utilizados em Geriatria.

MULTICOMPLEXIDADE

A avaliação do idoso requer, na maioria das vezes, atenção a potenciais agentes complicadores da vida do indivíduo. Aliado a isso, a atenção e o cuidado integral de multimorbidades também diferenciam o geriatra de outras especialidades.[1]

Todos os fatores que podem ser motivo de piora da qualidade de vida e de deterioração do estado de saúde, ou da independência e autonomia, devem fazer parte do alcance de intervenção desse profissional,[1] o que vale para todos os agravos de saúde comuns ao processo de envelhecimento: hipertensão, diabetes, artrose, osteoporose, sarcopenia, depressão, demência, incontinência urinária, hipotireoidismo, imobilismo, fragilidade, entre outros.[2]

Devem-se avaliar igualmente as necessidades psicossociais do paciente e de seu cuidador, inclusive se estão experimentando situações determinantes na condição de saúde:[2]

- Verificar o autocuidado: higiene pessoal, cuidado com os dentes, unhas, roupas adequadas, alimentação adequada.
- Se há sinais de maus-tratos ou negligência.
- Se há sinais de estresse do cuidador.
- Isolamento social, experiências de racismo, idadismo, sexismo ou, especificamente nessa população, capacitismo.
- Se há sinais de insegurança financeira ou jurídica.

Nesse contexto de risco de multimorbidades e vulnerabilidades que colocam esse indivíduo em risco para o declínio de suas capacidades, o geriatra é o profissional que capitaneia o cuidado ao idoso com a síndrome de fragilidade.[2]

Síndrome de fragilidade

Essa síndrome representa a incapacidade homeostática do indivíduo de responder a agentes estressores devido ao somatório de deficiências no funcionamento de múltiplos sistemas adquiridos ao longo da vida, condição que se relaciona fortemente com desfechos negativos como mortalidade, aumento do grau de dependência e piora da qualidade de vida.[14]

Os sinais/sintomas comuns na síndrome de fragilidade são:[14]

- Perda de peso não intencional.
- Sensação de exaustão.
- Fraqueza muscular.
- Velocidade de marcha reduzida.
- Baixa aptidão física.

A presença de três ou mais características caracteriza o idoso frágil; se há uma ou duas características, é considerado pré-frágil.[14]

A discussão sobre ferramentas diagnósticas mais adequadas, com avaliação de múltiplos sistemas, não apenas físicos, mas também cognitivos e sociais, tem ganhado mais espaço atualmente e sem dúvida tem aplicabilidade maior no caso de idosos com deficiência intelectual.[15]

Nessa população, a porcentagem de idosos frágeis é maior e acomete pessoas em idades mais precoces, provavelmente pela presença de graus diferentes de incapacidade ao longo de toda a vida e pela maior vulnerabilidade em diferentes situações.[15]

Um exemplo de ferramenta multidimensional para o diagnóstico de fragilidade já adaptada para o português é o *Tilburg Frailty Indicator* (TFI), apresentado no Quadro 4.

Quadro 4 Instrumento multidimensional para o diagnóstico de fragilidade: *Tilburg Frailty Indicator* (TFI)

Você se sente saudável?
Você perdeu muito peso recentemente sem querer que isso acontecesse? (> 6 kg nos últimos 6 meses ou > 3 kg no último mês?)
No dia a dia a dificuldade de caminhar lhe traz problemas?
No dia a dia a dificuldade de manter o equilíbrio lhe traz problemas?
No dia a dia, a audição ruim lhe causa problemas?

(continua)

Quadro 4 Instrumento multidimensional para o diagnóstico de fragilidade: *Tilburg Frailty Indicator* (TFI) *(continuação)*

No seu dia a dia, a visão ruim lhe causa problemas?
No seu dia a dia, a fraqueza nas mãos lhe causa problemas?
No seu dia a dia, o cansaço lhe causa problemas?
Você tem problemas de memória?
Você se sentiu triste no último mês?
Você se sentiu nervoso ou ansioso no último mês?
Você enfrenta bem os problemas?
Você mora sozinho?
Você sente falta de ter pessoas ao seu lado?
Você tem apoio suficiente de outras pessoas?
A identificação de pelo menos 5 fatores negativos classifica o idoso como frágil.

Identificar os idosos frágeis é importante para a adoção de medidas cabíveis a fim de reduzir seus danos:[14]

- Readaptação da dieta, com foco no aporte proteico e calórico adequado.
- Exercícios resistidos para o ganho de força.
- Correção de condições clínicas agravantes da fragilidade.

Também é importante identificar a fragilidade para auxiliar na definição do prognóstico e para a aplicabilidade de determinados procedimentos, evitando efeitos danosos e garantindo o respeito às preferências do paciente.

CONSIDERAÇÕES FINAIS

Em relação ao bem-estar físico, idosos com deficiência intelectual têm maior prevalência de síndromes demenciais,[8] mais doenças de saúde mental[8] e estão sob risco maior de apresentarem *delirium*,[7] além da possibilidade do somatório de deficiências física e sensorial que muitas vezes acompanham essas pessoas ao longo da vida, gerando mais problemas em relação à mobilidade segura. Também é maior a prevalência de síndrome de fragilidade.[15] Todos esses agravos, na maioria das vezes, ocorrem mais precocemente em comparação à população geral, corroborando as pesquisas sobre o envelhecimento precoce das pessoas com deficiência intelectual. A maioria dos estudos fala no aparecimento de sinais do envelhecimento 10 anos antes nessa população.[15]

Quando se soma a deficiência intelectual ao processo de envelhecimento, esses dois fatores colocam o indivíduo em condição ainda mais vulnerável e com grande dificuldade de exercer sua autonomia e independência, com chance de ter seus direitos básicos tolhidos. Isso exige atenção redobrada não só da equipe de saúde, mas de toda a sociedade.

REFERÊNCIAS

1. Tinetti M, Huang A, Molnar F. The geriatric's 5M: a new way of communicating what we do. J Am Geriat Soc. 2017;65(9):2115.
2. Holliday AM, Hawley CE, Pharm D, Phung EN, Schwatz AW. The geriatrics 5Ms. New York: The American Geriatric Society; 2021. E-book.
3. Testamento Vital. Disponível em: https://www.testamentovital.com.br/. Acesso em: 11 set. 2024.
4. VitalTalk. Quick guides. Disponível em: https://www.vitaltalk.org/resources/quick-guides/. Acesso em: 11 set. 2024.
5. My Health Priorities. Disponível em: https://myhealthpriorities.org. Acesso em: 11 set. 2024.
6. Duarte AO, Amaral JRG. Geriatria: prática clínica. Barueri: Manole; 2023.
7. Inouye SK, van Dick CH, Alessi CA, Balkin S, Siegal AP, Horwitz RI. Clarifying confusion: the confusion assessment method. Ann Intern Med. 1990:12:941-8.
8. García-Dominguez L, Navas P, Verdugo MA, Arias VB, Gómez LE. Psychotropic drugs intake in people aging with intellectual disability: prevalence and preditors. J Appl Res Intellect Disabil. 2022:35:1109-18.
9. Paradela EMP, Lourenço RA, Versa RP. Validation of Geriatric Depression Scale in a general outpatient clinic. Rev Saúde Pública. 2005;39(6):918-23.
10. Katz S, Ford AB, Moskowitz RW, Jackson BA, Jaffe MW. Studies of illness in the aged. The index of ADL: a standardized measure of biological and psychosocial function. JAMA. 1963;185(12):914-9.
11. Lawton MP, Brody EM. Assessment of older people: self maintaining and instrumental activities of daily living. Gerontology. 1969;9:179-86.
12. Podsiadlo D, Richardson S. The timed "Up & Go": a test of basic functional mobility for frail elderly persons. J Am Geriatr Soc. 1991,39(2):142-8.
13. 2023 American Geriatric Society Beers Criteria Update Experts Panel. American Geriatric Society 2023 update AGS Beers Criteria for potentially inappropriate medication use in older adults. J Am Geriatr Soc. 2023;1-30.
14. Clegg A, Young J, Iliffe S, Rikkert MO, Rockwood K. Frailty in elderly people. Lancet. 2013;381(9868):752-62.
15. Evenhuiss H, Schoufour J, Echteld M. Frailty and intellectual disability: a different operationalization? Dev Disabil Res Rev. 2013;18:17-21.

Capítulo **7**

Sensações alteradas: desafios sensoriais na deficiência intelectual

Daniela Curti Thome
Rodrigo Cataldo De La Cortina

Pontos-chave:

- Contextualização do papel da audição na interação e na comunicação.
- Métodos diagnósticos do comprometimento auditivo.
- Descrição dos principais métodos utilizados para diagnosticar problemas auditivos, incluindo exames clínicos, testes audiométricos e testes comportamentais.
- Classificação de perda auditiva com base na gravidade e na faixa de frequência afetada, causas e incidência da perda auditiva.
- Identificação das causas mais comuns de perda auditiva, como genética, exposição a ruídos, infecções e lesões.
- Discussão sobre a prevalência e incidência da perda auditiva em diferentes grupos populacionais, incluindo pessoas com deficiência intelectual.
- Descrição das opções de tratamento disponíveis para a perda auditiva, como aparelhos auditivos, implantes cocleares e terapia de reabilitação auditiva.
- Abordagem multidisciplinar para o tratamento, envolvendo profissionais como fonoaudiólogos, otorrinolaringologistas e psicólogos.
- Explicação sobre a estrutura anatômica do sistema olfativo, incluindo os receptores olfativos e o bulbo olfativo.
- Descrição do processo fisiológico de detecção e transmissão de odores no cérebro.
- Detalhamento sobre como os receptores olfativos captam moléculas de odor e as transformam em sinais neurais.
- Explicação sobre a codificação e o processamento das informações olfativas no sistema nervoso central.
- Olfato, relações emocionais e memória.
- Enumeração dos diferentes tipos de perda do olfato, como anosmia (perda total do olfato) e hiposmia (diminuição do olfato).
- Discussão sobre a influência das perdas olfativas na qualidade de vida e no bem-estar emocional dos indivíduos.

- Identificação das causas potenciais de perda do olfato, incluindo condições médicas, traumas, exposição a substâncias tóxicas e envelhecimento.
- Análise das mudanças olfativas que ocorrem com o envelhecimento, incluindo a diminuição da sensibilidade olfativa e possíveis consequências para a saúde e a segurança.
- Exploração dos desafios específicos enfrentados por adultos e idosos com deficiência intelectual durante o processo de envelhecimento.

AUDIÇÃO

A audição, um dos sentidos cruciais do ser humano, está relacionada a muitos aspectos da vida diária. Dessa forma, a perda auditiva pode impactar a comunicação, a segurança, o lazer, o aprendizado e até mesmo o bom estado emocional de um indivíduo.[1]

À medida que a população mundial envelhece, a prevalência de perda auditiva, ou hipoacusia, entre indivíduos com deficiência intelectual torna-se cada vez mais significativa. Esse grupo demográfico enfrenta desafios e barreiras únicos no acesso a cuidados e apoio adequados para sua deficiência auditiva. Segundo a Organização Mundial da Saúde (2012), um terço da população com deficiência intelectual apresenta algum grau de hipoacusia, que pode ser menos prevalente em regiões com melhor monitoramento auditivo e tratamento precoce de patologias associadas.[2]

A interseção entre envelhecimento, deficiência auditiva e deficiência intelectual apresenta um desafio complexo e multifacetado que requer uma compreensão abrangente. Os idosos dessa população encontram-se, frequentemente, mais vulneráveis devido a barreiras de comunicação, deficiências cognitivas e acesso limitado aos serviços de saúde.[3] Dessa maneira, existe maior risco de isolamento social e queda da qualidade de vida. Além disso, a presença de comorbidades, como demência ou distúrbios do desenvolvimento, complica ainda mais a avaliação e o manejo da perda auditiva, gerando a necessidade de intervenções especializadas e estratégias de apoio.[4,5]

Métodos diagnósticos do comprometimento auditivo

Antes mesmo da solicitação de exames complementares para diagnóstico auditivo, é fundamental que os pacientes com deficiência intelectual sejam examinados adequadamente por um profissional de saúde treinado para esse atendimento. Uma busca ativa deve ser feita para a detecção de malformações do pavilhão auricular e do conduto auditivo externo, que podem estar presentes em diversas síndromes com comprometimento intelectual. Uma otoscopia minuciosa deve ser realizada, dada a alta incidência de cerúmen impactado e a presença de otite média com alteração do aspecto da membrana timpânica.

Pensando no paciente adulto, os principais exames auditivos de monitoramento são a audiometria tonal e o teste de discriminação de fala. O primeiro detecta o limiar auditivo em decibéis nas diferentes frequências, que variam de 250 a 8.000 kHz, enquanto o segundo visa avaliar a compreensão da fala e a intensidade sonora em que a paciente escuta diferentes palavras ou frases. Ambos dependem da colaboração do paciente e da utilização de fones auriculares, o que pode ser um obstáculo para pacientes com maior sensibilidade ao toque. Caso o paciente não seja capaz de fazer uma avaliação convencional, exames objetivos podem ser solicitados, como a emissão otoacústica (EOA) e o potencial evocado auditivo de tronco encefálico (Peate). Outro exame que não depende da resposta ativa do paciente é a imitanciometria, que mede a pressão da orelha média e o reflexo do estapédio. Esse é um exame complementar à detecção dos níveis auditivos, pois avalia a integridade da orelha média, auxiliando no diagnóstico etiológico.[6]

Classificação de perda auditiva

A perda auditiva é caracterizada de acordo com o tipo, o grau, a lateralidade (uni ou bilateral) e a configuração audiométrica, que leva em consideração o desenho dos limiares da via aérea de cada orelha.

Existem diferentes consensos e recomendações sobre o grau de perda auditiva, podendo ser calculado com base na média aritmética de três ou quatro frequências entre 500 e 4.000 kHz. Perda leve pode ser considerada a partir de 20 ou 25 dB, dependendo da nomenclatura aplicada, e partir de 40 dB já se considera um comprometimento moderado, podendo chegar a severo e profundo, acima de 90 Db.[7]

Com relação ao tipo, a perda auditiva pode ser classificada em três categorias: de condução, neurossensorial e mista. A hipoacusia condutiva, muitas vezes tratável com medicamento ou cirurgia, é caracterizada pelo comprometimento da propagação do som pelas orelhas externa e média, enquanto a neurossensorial é causada pelo comprometimento da orelha interna ou do nervo auditivo, sendo muitas vezes permanente. A mista seria a combinação das duas perdas auditivas anteriores.[8]

Causas e incidência da perda auditiva

Ao longo da vida, existem diversas causas de perda auditiva adquirida, como a exposição a ruídos e a agentes ototóxicos, traumas, tumores, doenças infectocontagiosas e autoimunes. No entanto, a hipoacusia relacionada ao envelhecimento, denominada presbiacusia, é esperada e inevitável. Com acometimento neurossensorial, bilateral e simétrico, ela tende a ter uma evolução gradual e lenta, e a se manifestar a partir da quinta década de vida. Essas características acabam sendo influenciadas por fatores genéticos, patologias associadas e situação socioeconômica.[9]

Os sintomas iniciais da presbiacusia podem passar desapercebidos devido a sua lenta instalação, e ao fato de afetar as altas frequências em um primeiro momento. Porém, com a evolução do quadro e a piora gradativa da sintomatologia, observa-se um importante impacto nas habilidades de comunicação, no comportamento cognitivo e no desempenho social. Além disso, com o passar dos anos, é fundamental ter em mente que a presença da perda auditiva aumenta o risco de depressão e demência, o que intensifica a importância de seu diagnóstico e tratamento.[2]

A presença da hipoacusia em um paciente com deficiência intelectual é ainda mais agravante, existindo uma correlação positiva entre a perda e a severidade da deficiência. Nessa população, a incidência de perda auditiva é maior quando comparada à população em geral, variando, em indivíduos acima de 50 anos, entre 59 e 68%, e entre 62 e 93% especificamente na síndrome de Down.[10] Nesta, antes dos 30 anos, a prevalência chega a 35, e a 7,5% nos pacientes com deficiência intelectual de modo geral.[11]

A síndrome de Down representa uma das principais causas de desabilidade intelectual. Com o incremento no diagnóstico e tratamento das comorbidades relacionadas à síndrome, a expectativa de vida, nessa população, aumentou substancialmente nas últimas décadas. Porém, ainda são poucos os estudos auditivos na idade adulta, sendo grande parte da literatura focada na infância. De qualquer maneira, é fato que uma das características da síndrome é o envelhecimento acelerado, sendo esperada uma manifestação precoce da presbiacusia, que pode acontecer, inclusive, ao redor dos 20 anos de idade.[7]

A impactação de cerúmen, uma das causas de hipoacusia, é extremamente prevalente. Pode ser observada em 40,3% dos 58,7% pacientes com comprometimento auditivo em um estudo recente com 16 mil atletas europeus com deficiência intelectual.[2] A produção de cera é um processo natural relacionado à proteção do canal auditivo e da membrana timpânica. Porém, o excesso e sua impactação no conduto podem gerar perda auditiva, que tem caráter condutivo e de fácil tratamento. Nesse mesmo estudo se observou uma incidência de 30,1% de patologias de orelha média, que de modo geral são mais esperadas na população pediátrica pela imaturidade da tuba auditiva. Mesmo no grupo etário com idade mais avançada a incidência chegou a 25,3%. Particularmente na síndrome de Down, espera-se encontrar uma prevalência de otite média serosa crônica ainda mais alta, de 38 a 52,3%. Isso se deve a diversos fatores anatômicos e funcionais decorrentes das características craniofaciais e imunitárias.

No entanto, infelizmente a literatura indica que esse comprometimento auditivo pode ser subdiagnosticado em 26 a 74% dos pacientes com desabilidade intelectual;[12] mesmo quando o diagnóstico é realizado, pode subestimado, mal interpretado ou mesmo ignorado diante das barreiras comportamentais, da falta de comunicação verbal e dos poucos recursos existentes.[13,14]

A OMS (2018) estabelece que indivíduos com deficiência demandam os mesmos cuidados com saúde que a população em geral, mas enfrentam uma série de barreiras ao acesso aos serviços médicos e de reabilitação. Esse cenário se agrava ainda mais em face do diagnóstico e tratamento da perda auditiva, pois sua sintomatologia muitas vezes pode ser confundida ou falsamente atribuída à deficiência intelectual, não sendo reconhecida ou valorizada pelos responsáveis ou mesmo pelos profissionais de saúde.[15]

Levando em consideração que 74% dos pacientes com deficiência intelectual ou seus responsáveis não estão conscientes sobre a alta incidência de comprometimento auditivo, o que dificulta a busca ativa por um acompanhamento adequado. Dessa forma, é necessária a elaboração de um monitoramento auditivo sistemático para essa população, gerando condições para o aprimoramento de suas habilidades e não pensando em suas deficiências.

Tratamento da perda auditiva

As patologias de orelha externa e média, em geral, são de tratamento medicamentoso ou cirúrgico. A presença de cerúmen impactado, quando sintomático ou quando gera a obstrução do conduto auditivo externo, requer sua remoção, restabelecendo a audição imediatamente.[6]

A terapêutica adotada para a abordagem das patologias de orelha média vai depender de sua etiologia. No caso da otite média serosa, patologia frequentemente encontrada nas crianças com síndrome de Down, mas também observada nos adultos, a recomendação mais usual é a inserção de tubo de ventilação, que pode ser precedido de tratamento medicamentoso. Em face de contraindicação cirúrgica ou mesmo como primeira opção, o uso de aparelho auditivo pode ser indicado.[16]

Outras patologias de orelha externa, como a estenose do conduto auditivo externo, e da orelha média, como o colesteatoma e as malformações ossiculares, podem demandar diferentes abordagens cirúrgicas. A ideia é sempre tratar a doença otológica, principalmente nos quadros infecciosos e tumorais. No entanto, se a perda auditiva se mantém, seja ela de condução ou mista, pode ser indicado um tratamento complementar com aparelho auditivo convencional ou um dispositivo de condução óssea que propaga o som diretamente à orelha interna, chamado Baha (*bone ancored hearing aid*).[6] Este requer um procedimento cirúrgico relativamente simples e com baixas taxas de complicação. Em 22 pacientes adultos com deficiência intelectual e hipoacusia condutiva ou mista, foi realizada a colocação do Baha, demonstrando melhora significativa na audição e na capacidade de aprendizado, e na incidência das infecções otológicas relacionadas ao uso de aparelho auditivo convencional.[17]

Diferentes resultados são vistos em pacientes com deficiência intelectual e diferentes comprometimentos cognitivos e o uso de aparelho auditivo convencional. Este é indicado, principalmente, na perda auditiva neurossensorial e parece obter melhora importante na detecção e distinção sonora e na localização do estímulo auditivo. Importante lembrar que adaptação a esse tipo de dispositivo pode demandar um tempo prolongado com suporte profissional adequado e a colaboração dos responsáveis, para maior sucesso de adesão.[18]

Diante da falha do tratamento com aparelho auditivo, pacientes com deficiência intelectual e perda auditiva neurossensorial severa ou profunda podem se beneficiar do implante coclear, que é um dispositivo eletrônico implantado por meio de procedimento cirúrgico e que permite a reabilitação auditiva. Estudos demonstram que existe melhora na percepção e na inteligibilidade da fala, e no desenvolvimento da linguagem.[10] O desafio dessa população se encontra no manuseio do aparelho, no acesso a serviços especializados em implante coclear, na aderência a múltiplas consultas de acompanhamento e no resultado mais limitado em face de um adulto com perda não tratada precocemente.[19]

OLFATO

A perda do sentido do olfato, conhecida como anosmia, tem despertado crescente interesse na investigação científica devido a sua potencial associação com condições de deficiência mental. Estudos recentes têm sugerido uma possível ligação entre a deterioração do olfato e o declínio cognitivo em indivíduos com doenças degenerativas como demência e Parkinson. Atualmente, a perda de olfato é considerada marcador precoce de Alzheimer. Esses novos achados levantam questões importantes sobre os mecanismos subjacentes que interconectam esses dois aspectos aparentemente distintos da função cerebral. Nessa perspectiva, explorar a relação entre a perda do olfato e a deficiência mental pode oferecer caminhos valiosos para o entendimento e diagnóstico precoce de condições neurológicas complexas.

Anatomia e fisiologia

O conhecimento da anatomia e da fisiologia nasal é fundamental para o entendimento sobre a relação de anosmia e a queda cognitiva precoce no envelhecimento, tanto em pacientes com cognição normal quanto em pacientes com diminuição cognitiva.[20]

Estima-se que os seres humanos tenham aproximadamente 6 milhões de axônios olfativos. Além dos principais receptores bipolares dos neurônios olfativos, o neuroepitélio contém as células microvilares, bem como células de suporte ou sustentáculo, células basais (horizontais e globosas) e células do ducto da glândula de Bowman.[21,22] A função das células microvilosas é desconhecida. As células sustentaculares e as células do ducto de Bowman contêm o citocromo P450 e podem desempenhar um papel na desativação de toxinas ambientais. As glândulas de Bowman são a principal fonte de muco na região do epitélio olfativo.

O neuroepitélio olfativo tem a capacidade única de se regenerar. Todos os tipos de células epiteliais olfativas, inclusive os neurônios receptores reais, são reconstituídos a partir de células basais após uma lesão ou durante a renovação natural das células. Acredita-se que os neurônios olfativos humanos se regenerem a cada 3 a 6 meses, e esse ciclo continua enquanto as células basais permanecerem saudáveis.[23]

A via olfativa tem uma organização complexa e multinível. A detecção de odorantes começa na área do receptor olfativo com os receptores olfativos bipolares, os neurônios de ordem primária. Eles fazem sinapse com os neurônios de segunda ordem, os dendritos das células mitrais e tufadas do glomérulo olfativo dentro do bulbo olfativo. O sinal é então transmitido ao longo dos tratos olfativos para o córtex olfativo, que é composto pelo núcleo olfativo anterior, tubérculo olfativo, córtex pré-piriforme, córtex entorrinal lateral, núcleo cortical da amígdala e córtex periamigdaloide.

O mecanismo do olfato

As moléculas de qualquer odorante precisam chegar à fenda olfativa para serem reconhecidas pelos receptores olfativos. Esse processo é facilitado pelo fluxo de ar nasal durante a respiração. Aproximadamente 10 a 20% do fluxo de ar através da cavidade nasal passa pela fenda olfatória.[25] Quando a substância química odorante atinge a parede da mucosa olfativa, deve aderir a ela e se dissolver no muco que recobre essa mucosa. As substâncias químicas mais solúveis penetram com mais rapidez e eficácia do que as menos solúveis. A informação química é transformada em um potencial de ação elétrica. A ativação dos receptores olfativos por meio da proteína G e possivelmente de mensageiros intracelulares de AMPc desencadeia a despolarização e a condução do sinal ao longo dos axônios. O sinal é, então, propagado para o bulbo olfativo e sobe ipsilateralmente para a amígdala e o córtex sensorial primário. O processo de identificação do odor não é bem compreendido,[26] mas está claramente relacionado ao número de receptores disponíveis para estimulação. Depois que um odor é identificado, é possível fazer várias associações com memórias relacionadas a tempo e lugar. A memória olfativa, juntamente com as áreas de associação, é armazenada nos lobos temporais anteriores mediais do cérebro.

Olfato, relações emocionais e memória

Os nervos do bulbo olfativo, que percebem todos os odores, conectam-se diretamente ao sistema límbico em vários pontos. Essas estruturas límbicas, como o hipocampo, a amígdala e o córtex orbitofrontal, estão envolvidas no processamento e na regulação das emoções e da memória. A partir do bulbo olfativo, os sinais de odor são processados e retransmitidos para várias áreas do cérebro envolvidas no processamento emocional e da memória. Esse circuito neural próximo entre o sistema olfativo e o sistema límbico permite a influência rápida e direta dos odores em nosso estado emocional. Além disso, estudos demonstraram que os odores têm uma capacidade única de ativar e evocar memórias emocionais. Essas memórias podem ser particularmente fortes e vívidas, pois a resposta emocional geralmente precede a formação de uma associação cognitiva.[27]

Tipos de perda olfativa

A capacidade normal de sentir cheiros é definida como normosmia. Os distúrbios olfativos são definidos como:

- Anosmia, ausência da capacidade de sentir cheiros.
- Hiposmia, diminuição da capacidade de sentir cheiros.
- Disosmia, alteração da percepção do olfato, que inclui a fantosmia, percepção do odor sem a presença do estímulo odorífero, e a parosmia (ou troposmia), alteração da percepção de um odor após o estímulo odorífero.

O sentido do olfato apresenta características quantitativas e qualitativas. A alteração do limiar olfativo, bem como a ausência de percepção (anosmia), são quantitativas. A perda da discriminação é qualitativa. Diferentes patologias podem alterar distintas funções olfativas.[28]

Causas de perdas olfativas

As perdas olfativas podem se enquadrar em duas grandes categorias, muito semelhantes às perdas auditivas, perdas condutivas e perdas neurossensoriais.[28]

As **perdas condutivas** ocorrem pela dificuldade de chegada da partícula aromática ao neuroepitélio, como nas rinites, sinusites crônicas, desvios septais obstrutivos, poliposes nasossinusais, pólipos únicos ou mesmo tumores não invasivos, como papilomas invertidos. Na grande maioria dos casos o tratamento da obstrução ou bloqueio do sistema olfativo tem uma tendência de melhora ou retorno da função olfativa; no entanto, em alguns casos o retorno da função olfativa não acontece.

As **perdas neurossensoriais** ocorrem por dano direto ao epitélio olfativo, nervo olfativo, bulbo ou estruturas do córtex olfativo ou de associação. Doenças degenerativas como Alzheimer, Parkinson, esclerose múltipla, demência, traumas encefálicos, desacelerações (*whiplash*), meningites, encefalites ou mesmo infecções de via aérea superior com lesão no neuroepitélio, levando a anosmia definitiva. As lesões neurais ou sensoriais costumam apresentar uma evolução desfavorável, com poucas possibilidades de reversão.

Olfato e envelhecimento

A queda progressiva do olfato no envelhecimento é bem estudada[28] e se encontra presente em mais de 50% das pessoas com mais de 65 anos e em até 80% nas pessoas com mais de 80 anos.

As mudanças estruturais no nariz e no sistema olfativo que estão envelhecendo podem explicar o declínio funcional observado em pessoas idosas, e várias alterações relacionadas à idade no nariz, no epitélio olfativo, no bulbo olfatório e nas estruturas cerebrais superiores foram associadas à disfunção olfativa. Além das alterações nos elementos não olfativos do nariz (infecções crônicas, atrofia do epitélio nasal relacionada à idade, diminuição do fluxo sanguíneo da mucosa, flutuações no fluxo de ar, desequilíbrio do modo simpático/parassimpático da sensibilidade olfativa, redução dos espaços foraminais da placa cribriforme, comprometimento da função mucociliar etc.), as seguintes alterações no sistema olfativo devem ser consideradas:

- **Alterações no neuroepitélio olfativo (EO):** as alterações relacionadas à idade incluem a diminuição do número de receptores, o afinamento do epitélio, alterações nas células receptoras olfativas e a substituição do epitélio olfativo pelo epitélio respiratório. Os motivos são alterações na renovação celular, necrose das células receptoras olfativas devido a um declínio relacionado à idade no tamanho e no número de forames patentes na placa cribriforme, comprometimento dos mecanismos de defesa imunológicos e enzimáticos essenciais para manutenção da integridade do EO, perdas relacionadas à idade na especificidade da resposta de células receptoras individuais, bem como a exposição a agentes ambientais transmitidos pelo ar, incluindo poluição do ar, fumaça de cigarro e xenobióticos. Estes últimos agentes, bem como fatores genéticos, podem determinar o grau da função olfativa na vida adulta.[29] Estudos imuno-histoquímicos do

EO revelaram patologia de amiloide-beta (A-beta), filamento-tau helicoidal emparelhado em células do EO e neurofilamento-tau em células do EO e neuritos neurofilamentares (axônios/dendritos) distróficos em idosos neurologicamente normais e em pacientes com doença de Alzheimer.[30]

- **Alterações no bulbo olfativo (BO):** o tamanho do BO e o número de suas lâminas diminuem com a idade em humanos e animais, refletindo a atrofia generalizada, a perda de elementos neuronais e o aumento da astroglia, secundários a danos no BO, conforme demonstrado em estudos quantitativos de autópsia.[28,31] Mudanças relacionadas à idade no volume do BO foram documentadas *in vivo* usando ressonância magnética (MRI),[32] embora essas alterações não sejam específicas do envelhecimento e possam ocorrer em várias condições, incluindo tabagismo, sinusite crônica, esclerose múltipla, traumatismo craniano e esquizofrenia.[28,32] A correlação entre o menor volume do BO e piores limiares de reconhecimento olfativo foi encontrada em pacientes com Parkinson e mesmo controles saudáveis idosos.[28]
- **Alterações nas regiões cerebrais envolvidas no processamento olfativo:** essas alterações incluem uma redução no volume do hipocampo, amígdala, córtex piriforme e núcleo olfatório anterior.[33] As alterações dependentes da idade no número, volume e localização das ínsulas de Calleja dentro do tubérculo olfativo, uma estrutura cortical que recebe entrada monossináptica do BO, podem contribuir para alterações patológicas na função do córtex olfativo e na percepção olfativa.[34] A patologia da proteína tau e da alfa-sinucleína no BO tem sido associada à disfunção olfativa em pessoas idosas sem demência, sugerindo que aqui a disfunção olfativa pode refletir uma doença neurodegenerativa "pré-clínica", que é neuropatologicamente caracterizada por emaranhados neurofibrilares e corpos de Lewy limitados ao córtex entorrinal, hipocampo e o subículo.[28,35] A anosmia *per se* está correlacionada com mudanças nas estruturas ligadas ao olfato, incluindo os córtex piriformes e insular, o córtex orbiculofrontal, o córtex pré-frontal medial, o hipocampo, o giro para-hipocampal, o núcleo *accumbens*, o giro subcaloso e os córtex pré-frontais medial e dorsolateral.[28,36]

Envelhecimento em pacientes com deficiência intelectual

A síndrome de Down é caracterizada pela presença de um cromossomo 21 extra, produzindo um perfil fenotípico muito distinto e atraso mental. A doença de Alzheimer é um distúrbio neurodegenerativo progressivo, marcado pela deterioração do funcionamento cognitivo, que progride de estágios iniciais de esquecimento, confusão, perda de memória, irritabilidade e depressão para estágios finais mais pronunciados de demência grave. A ligação entre a síndrome de Down e a doença de Alzheimer surge tanto em uma neuropatologia compartilhada quanto em uma predisposição genética.[37]

Estudos de risco genético relatam que há um aumento da incidência de síndrome de Down em famílias de pacientes com doença de Alzheimer. Inversamente, o histórico familiar positivo de doença de Alzheimer aumenta a incidência de síndrome de Down em até duas vezes e meia em comparação com aqueles sem histórico familiar de doença de Alzheimer.[37] Tanto na doença de Alzheimer quanto na síndrome de Down, áreas específicas do cérebro parecem ser afetadas no início do processo degenerativo, com a gravidade e o deslocamento da patologia para outras regiões do cérebro aumentando com o tempo.

Um estudo completo acessando o olfato em diferentes medidas quantitativas e qualitativas em pacientes com síndrome de Down jovens e adultos[37] revelou que o exame das diferenças olfativas entre os grupos de jovens adultos com síndrome de Down e os adultos com síndrome de Down tinham uma sensibilidade de limiar olfativo significativamente mais baixa do que os grupos de controle correspondentes à idade e ao QI e os grupos de controle normais correspondentes à idade, revelando uma deterioração precoce do sistema olfativo que precede perdas cognitivas, como acontece na doença de Alzheimer.

Diagnóstico

A avaliação do olfato é realizada por meio de testes quantitativos e qualitativos. Várias investigações diferentes da função quimiossensorial foram desenvolvidas nos últimos anos. O mais importante é que esses métodos incluem técnicas psicofuncionais após estimulação ortonasal e retronasal, e registros eletrofisiológicos tanto no nível do epitélio olfativo como no nível neocortical. Uma avaliação completa também requer exame endonasal por profissional treinado, bem como a avaliação morfológica das vias quimiossensoriais. Os testes psicofísicos são baseados na apresentação de odores ao paciente e no monitoramento de suas respostas. Em testes clínicos, as pontuações são normalmente ajustadas para sexo e idade, pois esses são os principais determinantes da função olfativa.

Os testes olfativos podem se basear no limiar de detecção de odores, na estimativa da magnitude da intensidade de odores, na discriminação e identificação de odores ou tarefas de memória de reconhecimento de odores. O teste ideal deve ser baseado em dados normativos obtidos de testes em larga escala de indivíduos saudáveis e ter boa confiabilidade no teste-reteste, não deve ser caro e muito demorado. Testes ortonasais mais amplamente validados incluem o Teste de Identificação de Odores da Universidade da Pensilvânia (UPSIT), o Teste do Centro de Pesquisa Clínica Quemossensorial de Connecticut (CCCRCT) e o teste "Sniffin Sticks". Os testes retronasais são realizados com a colocação de aromas na língua do paciente e expiração; são apresentados mais de 20 aromas para identificação. Os testes trigeminais testam outras vias olfativas, não via nervo olfativo. E finalmente os testes eletrofisiológicos, que medem a função olfativa, incluem diferentes medições que podem ser obtidas da mucosa nasal, potenciais negativos da mucosa, respostas de nociceptores do trigêmeo, obtidos do epitélio respiratório, e o eletro-olfatograma obtido do epitélio olfativo. Os principais testes eletrofisiológicos são: teste de potencial negativo de mucosa (trigêmeo) e eletro-olfatograma que medem potenciais do epitélio olfativo especializado, respostas eletroencefalográficas e potenciais elétricos evento-relacionados produzidos por quimiossensoriais olfativos.[38]

Na prática clínica os testes ortonasais são os mais utilizados, sendo o *Sniff Test* e a olfatometria os mais difundidos. Novas tecnologias de diagnóstico de distúrbios olfativos vêm sendo testadas. Um teste validado no Brasil por Nakanishi et al.[39] é um método aplicável quantitativa e qualitativamente por meio de um aparelho portátil que emite aromas conhecidos em concentrações medidas, reconhecendo percepção e identificação do olfato.

Tratamento

O tratamento da perda olfativa varia de acordo com a patologia e com as comorbidades associadas. Não há consenso sobre a melhor abordagem terapêutica nos casos de anosmia e ou hiposmia de origem neurossensorial. Nos casos de origem condutiva/obstrutiva, a resolução da causa mecânica costuma permitir novamente a sensibilização do epitélio olfativo, mas isso não é uma garantia, pois a inflamação e a infecção crônica podem levar a perda definitiva.

O tratamento atual que vem apresentando resultados mais favoráveis, com muitas publicações provando melhora da função olfativa, é o treinamento olfativo. Em uma metanálise de 10 estudos, Pekala et al.[40] encontraram que os pacientes que receberam treinamento olfativo apresentaram melhora estatisticamente significativa na pontuação de discriminação e identificação (TDI) em comparação com os pacientes de controle. A melhora na função olfativa foi observada na discriminação e identificação, mas não nos limiares olfativos. Por se tratar de um treinamento não invasivo, que se baseia na neuroplasticidade do sistema olfativo, a sugestão é que seja aplicado em todos os pacientes com distúrbios olfativos.

CONSIDERAÇÕES FINAIS

A interseção entre envelhecimento, deficiência mental e deficiências sensoriais, tanto de audição quanto de olfato, apresenta desafios que exigem abordagem multidisciplinar para intervenção e apoio necessários. A educação também desempenha um papel crucial na melhoria da compreensão dessas deficiências na população com deficiência intelectual, uma vez que a elaboração de programas para os serviços de saúde pode gerar o conhecimento e as habilidades necessárias para um melhor diagnóstico, abordagens precoces e interação com indivíduos com deficiência intelectual.[41] Além disso, estudos demonstraram resultados positivos de práticas de saúde inclusivas para idosos com deficiência intelectual, por meio de equipes de cuidados integrados ao apoio comunitário, com melhor comunicação, maior envolvimento social e melhoria geral da qualidade de vida dessa população.[42]

REFERÊNCIAS

1. Besser J, Stropahl M, Urry E, Launer S. Comorbidities of hearing loss and the implications of multimorbidity for audiological care. Hear Res. 2018 Nov 1;369:3-14.
2. Willems M, Van Berlaer G, Maes L, Leyssens L, Koehler B, Marks L. Outcome of 10 years of ear and hearing screening in people with intellectual disability in Europe: a multicentre study. J Appl Res Intellect Disabil. 2022 Jan;35(1):123-33.
3. Uchida Y, Sugiura S, Nishita Y, Saji N, Sone M, Ueda H. Age-related hearing loss and cognitive decline: the potential mechanisms linking the two. Auris Nasus Larynx. 2019 Feb 1;46(1):1-9.
4. Hampstead BM, Mosti CB, Swirsky-Sacchetti T. Cognitively-based methods of enhancing and maintaining functioning in those at risk of Alzheimer's disease. J Alzheimers Dis. 2014 Jan 1;42(s4):S483-93.
5. Chalghoumi H, Rocheleau JN, Cobigo V, Jutai J, Bah F, Lachapelle Y, et al. Reconciling needs and feasibility when developing technologies for persons with cognitive disabilities: a case study. In: 2019 7th International conference on ICT & Accessibility (ICTA) 2019 Dec 13 (p.1-3). IEEE.

6. Danyluk A, Jacob R. Hearing loss diagnosis and management in adults with intellectual and developmental disabilities. Adv Med. 2023 May 21;2023.
7. Picciotti PM, Carfì A, Anzivino R, Paludetti G, Conti G, Brandi V, et al. Audiologic assessment in adults with Down syndrome. Am J Intellect Dev Disabil. 2017 Jul 1;122(4):333-41.
8. Nieman CL, Deal JA, Betz J, Reed NS, Goman AM, Knopman DS, et al. Hearing loss and hearing care disparities among older adults with cognitive impairment: epidemiology: sensory impairment and cognition. Alzheimer's & Dementia. 2020 Dec;16:e041465.
9. Fetoni AR, Picciotti PM, Paludetti G, Troiani D. Pathogenesis of presbycusis in animal models: a review. Exp Gerontol. 2011 Jun 1;46(6):413-25.
10. Bent S, McShea L, Brennan S. The importance of hearing: a review of the literature on hearing loss for older people with learning disabilities. British Journal of Learning Disabilities. 2015 Dec;43(4):277-84.
11. Austeng ME, Akre H, Falkenberg ES, Øverland B, Abdelnoor M, Kværner KJ. Hearing level in children with Down syndrome at the age of eight. Res Dev Disabil. 2013 Jul 1;34(7):2251-6.
12. McClimens A, Partridge N, Sexton E. How do people with learning disability experience the city centre? A Sheffield case study. Health & Place. 2014 Jul 1;28:14-21.
13. McShea L. Managing hearing loss in primary care. Learning Disability Practice. 2015 Nov 30;18(10).
14. Slater H, Baxter H, Kerr M. Barriers to health care services and the role of the physician. Physical Health of Adults with Intellectual and Developmental Disabilities. 2019:381-96.
15. Barillari U. The epidemiology of age-related hearing loss, social aspects and interaction with chronic disease of older adults. BMC Geriatr. 2010 May 1;10(Suppl 1):L49.
16. Sait S, Alamoudi S, Zawawi F. Management outcomes of otitis media with effusion in children with down syndrome: a systematic review. Int J Pediatr Otorhinolaryngol. 2022 May 1;156:111092.
17. Kunst SJ, Hol MK, Cremers CW, Mylanus EA. Bone-anchored hearing aid in patients with moderate mental retardation: impact and benefit assessment. Otol Neurotol. 2007 Sep 1;28(6):793-7.
18. Blazer DG, Domnitz S, Liverman CT, for Adults AH, National Academies of Sciences, Engineering, and Medicine. Hearing health care services: improving access and quality. Hearing Health Care for Adults: Priorities for Improving Access and Affordability. 2016 Sep 6.
19. Zaidman-Zait A, Curle D, Jamieson JR, Chia R, Kozak FK. Cochlear implantation among deaf children with additional disabilities: parental perceptions of benefits, challenges, and service provision. J Deaf Stud Deaf Educ. 2015 Jan 1;20(1):41-50.
20. Wrobel BB, Donald AL. Smell and taste disorders. Facial Plastic Surgery Clinics of North America. 2004;12(4):459-68, vii.
21. Doty RL, Mishra A. Olfaction and its alteration by nasal obstruction, rhinitis, and rhinosinusitis. Laryngoscope. 2001 Mar;111(3):409-23.
22. Cullen MM, Leopold DA. Disorders of smell and taste. Med Clin North Am. 1999 Jan 1;83(1):57-74.
23. Nibu KI. Introduction to olfactory neuroepithelium. Microsc Res Tech. 2002 Aug 1;58(3):133-4.
24. Monti-Bloch lo, Jennings-White Cl, Berliner DL. The human vomeronasal system: a review. Ann N Y Acad Sci. 1998 Nov;855(1):373-89.
25. Kontaris I, East BS, Wilson DA. Behavioral and neurobiological convergence of odor, mood and emotion: a review. Front Behav Neurosci. 2020 Mar 10;14:35.
26. Hahn I, Scherer PW, Mozell MM. Velocity profiles measured for airflow through a large-scale model of the human nasal cavity. J Appl Physiol. 1993 Nov 1;75(5):2273-87.
27. Saive AL, Royet JP, Ravel N, Thévenet M, Garcia S, Plailly J. A unique memory process modulated by emotion underpins successful odor recognition and episodic retrieval in humans. Front Behav Neurosci. 2014 Jun 6;8:203.

28. Attems J, Walker L, Jellinger KA. Olfaction and aging: a mini-review. Gerontology. 2015 May 9;61(6):485-90.
29. Doty RL, Petersen I, Mensah N, Christensen K. Genetic and environmental influences on odor identification ability in the very old. Psychol Aging. 2011;26:864-71.
30. Arnold SE, Lee EB, Moberg PJ, Stutzbach L, Kazi H, Han LY, et al. Olfactory epithelium amyloid-beta and paired helical filament-tau pathology in Alzheimer disease. Ann Neurol. 2010; 67:462-9.
31. Smith CG. Age incident of atrophy of olfactory nerves in man. J Comparat Neurol. 1942;77:589-94.
32. Buschhuter D, Smitka M, Puschmann S, Gerber JC, Witt M, Abolmaali ND, et al. Correlation between olfactory bulb volume and olfactory function. Neuroimage. 2008;42:498-502.
33. Segura B, Baggio HC, Solana E, Palacios EM, Vendrell P, Bargallo N, et al. Neuroanatomical correlates of olfactory loss in normal aged subjects. Behav Brain Res. 2013;246:148-53.
34. Adjei S, Houck AL, Ma K, Wesson DW. Agedependent alterations in the number, volume, and localization of islands of Calleja within the olfactory tubercle. Neurobiol Aging. 2013;34:2676-82.
35. Wilson RS, Yu L, Schneider JA, Arnold SE, Buchman AS, Bennett DA. Lewy bodies and olfactory dysfunction in old age. Chem Senses. 2011;36:367-73.
36. Wong KK, Muller ML, Kuwabara H, Studenski SA, Bohnen NI. Olfactory loss and nigrostriatal dopaminergic denervation in the elderly. Neurosci Lett. 2010;484:163-7.
37. Nijjar RK, Murphy C. Olfactory impairment increases as a function of age in persons with Down syndrome. Neurobiol Aging. 2002 Jan 1;23(1):65-73.
38. Rombaux P, Collet S, Martinage S, Eloy P, Bertrand B, Negoias S, et al. Olfactory testing in clinical practice. Acta Oto-Rhino-Laryngologica Belgica. 2009 Jan 1;8:39.
39. Nakanishi M, Fornazieri MA, Lança Gomes P, Dias LA, Freire GS, Vinha LG, et al. The digital scent device as a new concept for olfactory assessment. In: International Forum of Allergy & Rhinology. 2022 Oct (Vol. 12, No. 10, p.1263-72).
40. Pekala K, Chandra RK, Turner JH. Efficacy of olfactory training in patients with olfactory loss: a systematic review and meta-analysis. In: International Forum of Allergy & Rhinology. 2016 Mar (Vol. 6, No. 3, p.299-307).
41. Shafran R, Bennett SD, McKenzie Smith M. Interventions to support integrated psychological care and holistic health outcomes in paediatrics. Healthcare. 2017 Aug 16 (Vol. 5, No. 3, p.44). MDPI.
42. Mamo SK, Reed NS, Price C, Occhipinti D, Pletnikova A, Lin FR, et al. Hearing loss treatment in older adults with cognitive impairment: a systematic review. J Speech Lang Hear Res. 2018 Oct 26;61(10):2589-603.

Capítulo **8**

Função neurocognitiva em foco: envelhecimento e deficiência intelectual grave

Daniel Damiani
Matheus Gonçalves Maia
Diogo Haddad Santos

Pontos-chave:

- Disfunções primárias em pessoas com deficiência intelectual grave e os desafios cognitivos enfrentados.
- Identificação das principais regiões cerebrais afetadas na deficiência intelectual grave, fornecendo *insights* sobre suas bases neurológicas.
- Análise do papel do tronco encefálico e do cerebelo nas disfunções associadas à deficiência intelectual grave, especialmente na coordenação motora.
- Considerações específicas sobre a reabilitação de adultos com deficiência intelectual, abordando suas necessidades e estratégias para melhorar sua independência funcional.

INTRODUÇÃO

A deficiência intelectual configura-se em uma desordem do neurodesenvolvimento, comprometendo diversos circuitos neurais e se apresentando de forma bastante heterogênea, desde a infância, persistindo durante toda a vida. Com as novas classificações, sua prevalência tem aumentado ao longo dos anos, tornando-se uma questão recorrente nos consultórios de neurologistas, psiquiatras e psicólogos.[1,2]

A deficiência intelectual, no passado chamada de "retardo mental", hoje é definida como uma disfunção que compromete habilidades intelectuais, com prejuízos sociais, e acomete de 1 a 4% dos indivíduos no mundo, variando conforme a idade. A América Latina tem maior prevalência de deficiência intelectual, devido à maior exposição a fatores de risco, como desnutrição, maus-tratos na infância e maior exposição a agentes tóxicos e infecciosos.[3,4]

Os estudos transversais realizados no Brasil, desenvolvidos em locais relativamente pequenos, têm pouca representatividade acerca da população brasileira. Um estudo realizado no Rio de Janeiro incluiu 500 crianças, de 6 a 12 anos, demonstrando prevalência de 4% de quociente de inteligência (QI) < 70. Quarenta por cento dos pacientes com QI < 70 tinham relações conturbadas com os colegas de classe, em oposição a 16% na população com QI > 70. A média salarial dessa população varia de 500 a 700 reais por mês, o que possivelmente representa um fator de risco de elevado impacto na *performance* intelectual. No entanto, são necessários mais estudos populacionais para estimar a prevalência de deficiência intelectual na população adulta e idosa, bem como seus fatores de risco associados.[1]

O diagnóstico de deficiência intelectual requer a presença dos três critérios seguintes:

1. Deficiência nas funções intelectuais, comprometendo raciocínio, planejamento, capacidade de resolução de problemas, aprendizado acadêmico, aprendizado por experiência, comprovado por avaliação clínica associada a testes neuropsicológicos específicos e padronizados.
2. Deficiência na capacidade adaptativa, resultando na incapacidade de tornar-se independente socialmente ou ter atribuída a si responsabilidade social. Caso não haja auxílio, haverá prejuízo nas atividades de vida diária como comunicação, participação social, escolar e profissional.
3. A deficiência intelectual deve instalar-se no período do neurodesenvolvimento, comprometendo, em suas formas mais graves, as funções motoras e a aquisição da linguagem nos primeiros 2 anos de vida. As formas moderadas ou leves são mais sutis, caracteristicamente diagnosticadas no período escolar. Atualmente a deficiência intelectual se classifica em leve a moderada (QI 55 a 70) ou grave (QI < 55).[1,2]

Fatores genéticos e ambientais participam da etiopatogenia da deficiência intelectual, interferindo diretamente nos mecanismos do neurodesenvolvimento nos períodos pré, peri ou pós-natal. Estudos de citogenética convencional como hibridização *in situ* por fluorescência (FISH), estudo do cariótipo e, mais recentemente, o estudo do exoma permitem um diagnóstico mais precoce. Os fatores genéticos estão presentes e são os grandes responsáveis por deficiência intelectual grave na maioria dos casos, incluindo aneuploidias, rearranjos cromossômicos submicroscópicos, deleções, duplicações, translocações, entre outras. Clinicamente, as deficiências intelectuais são divididas em sindrômicas e não sindrômicas, dependendo de suas apresentações clínicas.[1,4,5-7]

Não é apenas o comprometimento cognitivo, motor e de linguagem que chama a atenção na deficiência intelectual; a rica sintomatologia que esses pacientes apresentam também pode incluir alterações sensitivas e sensoriais, comportamento estereotipado e repetitivo, labilidade emocional com comportamentos agressivos, muitas vezes denotando o acometimento de diversos e complexos neurocircuitos corticais e subcorticais. O diagnóstico precoce torna-se essencial para que as famílias possam estruturar-se pensando num futuro a curto, médio e longo prazo.[3,4]

Neste capítulo foi proposta uma revisão sobre os principais circuitos neurais envolvidos nas disfunções cognitivas graves, correlacionando-os com sua apresentação clínica. De forma didática, alguns autores subdividiram o comprometimento dos neurocircuitos em 4 grandes regiões:

1. Complexo amigdaloide.
2. Córtex orbitofrontal.
3. Córtex temporoparietal.
4. Córtex da ínsula.

Essas regiões foram consideradas centros importantes nas atividades sociais, interligadas a diversas outras regiões, como hipocampo, córtex occipital, área pré-frontal, cerebelo, bem como núcleos subcorticais.[8,9]

DISFUNÇÕES PRIMÁRIAS NOS PACIENTES COM DEFICIÊNCIA INTELECTUAL GRAVE

Alterações sensoriais

Estudos já mostraram que o comprometimento do processamento visual complexo está alterado nos pacientes com deficiência intelectual grave. Há prejuízo na interpretação das imagens, na identificação das faces, bem como na percepção complexa do ambiente como um todo. Estudos com *eye-tracking* demonstraram que há uma varredura anormal no olhar desses pacientes, prejudicando muitas vezes o filtro necessário para objetivar seu foco visual. É muito comum observar que esses pacientes ficam presos visualmente a objetos irrelevantes.

Testes audiométricos revelaram que as áreas primárias auditivas estão intactas, no entanto as áreas auditivas associativas estão bastante comprometidas, evidenciadas, clinicamente, por suas dificuldades no reconhecimento dos chamados por seus nomes. Possuem ainda um filtro inadequado para sons inespecíficos e irrelevantes, contribuindo para sua desatenção quando submetidos a sons relevantes.

A sensibilidade geral para frio e calor também poderá estar comprometida; o sistema de sensibilidade proprioceptiva pode apresentar comprometimento grave, evidenciado pela dificuldade em testes mais complexos, que exijam movimentação de partes específicas do corpo.[8-10]

Alterações motoras

Ao exame neurológico pode-se encontrar prejuízo importante da coordenação motora, postura, marcha e motricidade fina. Comumente se observa comprometimento dos gestos posturais e expressões motoras emocionais (bastante limitadas) nesses pacientes com deficiência intelectual grave.[9,11]

Alterações cognitivas

A abstração mostra-se bastante prejudicada, com dificuldades relevantes em compreender figuras de linguagens, expressões e conceitos populares. Há uma tentativa constante de concretizar o abstrato. Tais preferências concretas podem começar cedo na vida, já que crianças com deficiência intelectual grave se fixaram visualmente por mais tempo em imagens geométricas em movimento.

Funções de memórias específicas podem ser prejudicadas, incluindo tarefas com requisitos de memória para rostos ou para palavras. A memória cotidiana refere-se aos tipos de demandas de memória que ocorrem na vida real, como lembrar onde um objeto foi colocado anteriormente ou postar uma carta ao encontrar uma caixa postal. Essa memória foi avaliada com uma série de subtarefas do Teste de Memória Comportamental de Rivermead, e os indivíduos com deficiência intelectual grave mostraram-se significativamente prejudicados em várias delas, particularmente aquelas que exploravam a memória prospectiva (ou seja, lembrar de lembrar-se).[9]

Alterações emocionais

Indivíduos com deficiência intelectual grave vivenciam diversas emoções, sugerindo que a capacidade para emoções subjetivas está intacta, mas as emoções podem contribuir para a sintomatologia.

Um estudo examinou, por questionário de autorrelato, adolescentes com deficiência intelectual grave e controles correspondentes e descobriu que os grupos não diferiam nas avaliações subjetivas de prazer provocadas por fontes físicas ou outras (p. ex., alimentação, odores, realização de um objetivo), mas as sensações desagradáveis são mais intensamente percebidas no grupo com deficiência intelectual grave. Outro estudo que usou questionários preenchidos pelos pais descobriu que adolescentes e jovens adultos com deficiência intelectual grave buscavam relacionamentos românticos, mas frequentemente os perseguiam com pessoas inadequadas (p. ex., celebridades) e muitas vezes com formas inadequadas de relacionamento (namoro, no caso).

A solidão é uma emoção que surge da privação de relacionamentos amorosos íntimos ou de uma rede social. Uma investigação da solidão em crianças e adolescentes com deficiência intelectual grave utilizou observação, teste de compreensão social, um questionário de autorrelato e uma entrevista estruturada. Em resposta a perguntas específicas sobre solidão, a maioria dos indivíduos com deficiência intelectual grave demonstrou boa compreensão dessa emoção, e o grupo com deficiência intelectual grave relatou níveis significativamente mais altos de solidão subjetiva do que o grupo controle. Os níveis de estresse percebidos, conforme avaliados por questionário, foram significativamente elevados na deficiência intelectual grave em comparação com os controles.

Um estudo posterior mediu os níveis de cortisol no cabelo das crianças e encontrou níveis significativamente mais altos no grupo deficiência intelectual grave, o que evidencia a presença de estresse crônico. Magnitudes substanciais de irritabilidade e birras foram relatadas pelos pais como frequentes em adolescentes com deficiência intelectual grave (prevalência de 55 e 25%, respectivamente), e a prevalência de agressão física foi relatada em 30 a 56% em amostras de deficiência intelectual grave. A prevalência de qualquer transtorno de ansiedade clínica foi relatada em 42 a 84% em amostras de deficiência intelectual grave.

Depressão, angústia e miséria são outras emoções disfóricas experimentadas no deficiente intelectual grave. A prevalência de depressão clínica em amostras de deficiência intelectual grave varia de 30 a 50%, e, em uma amostra de deficiência intelectual em adolescentes, 40% sofriam de "infelicidade crônica", de acordo com o relatório dos pais. Coletivamente, muitas emoções subjetivas estão intactas e funcionais no deficiente intelectual grave, mas algumas são anormalmente intensas.[3,4,9]

Comportamentos repetitivos

Um conjunto diversificado de anormalidades comportamentais é reunido no domínio de padrões repetitivos restritos de comportamento, interesses ou atividades nos pacientes com deficiência intelectual grave:

- Andar de um lado para o outro e andar estereotipado.
- Balanço do corpo. Rituais inflexíveis que são essenciais para lavar, vestir e outras atividades regulares.
- Insistência na mesmice e intolerância mesmo com mudanças triviais no ambiente, rotinas ou rituais.
- Interesses circunscritos, conforme descrito anteriormente.
- Morder a mão ou bater a cabeça são frequentes.[3,9]

Comprometimento social

É uma característica proeminente na deficiência intelectual grave. Indivíduos com deficiência intelectual grave frequentemente apresentam dificuldades para compreender situações sociais, não entendem pistas nem convenções sociais e manifestam cognição social prejudicada. Eles podem tratar outros seres humanos de forma semelhante a outros objetos, são aparentemente desinteressados por eles ou em estabelecer relacionamentos com eles, muitas vezes não preferem a voz de sua mãe a ruídos de controle. Esses déficits provavelmente comprometem o desenvolvimento da atenção conjunta e outros processos sociais, que fomentam diversas formas de aprendizagem.

Comportamentos sociais podem ser inapropriados, como deixar de respeitar o espaço pessoal, fazer comentários sinceros e infringir convenções sociais ou éticas. Muitas habilidades de linguagem, como gramática e vocabulário, variam ao longo de um *continuum* desde a ausência deles até níveis amplamente típicos de competência.

Aspectos pragmáticos da linguagem são quase universalmente prejudicados no deficiente intelectual grave. A fala é muitas vezes monótona ou semelhante a uma máquina, o volume é frequentemente mal controlado, os padrões de estresse e outros componentes da prosódia são mal expressos e mal interpretados, o ritmo geralmente pode ser prejudicado, os gestos expressivos e as expressões faciais são limitados, a linguagem não literal, como metáfora, sarcasmo e piadas, não é compreendida, e a conversa tende a residir indefinidamente em interesses circunscritos, independentemente das respostas dos parceiros de conversação. Além disso, as deficiências sociais começam a surgir mais precocemente.[1-13]

NEUROCIRCUITARIA DAS QUATRO GRANDES REGIÕES

O comprometimento do complexo amigdaloide, córtex da ínsula, córtex temporoparietal e córtex orbitofrontal apresenta alterações evidentes nos pacientes com deficiência intelectual grave. Muitas dessas regiões (Figura 1) são alvo de destaque (incluindo o complexo amigdaloide), explicando, pelo menos em parte, a sintomatologia observada nos pacientes com deficiência intelectual grave.[9,10,13]

Complexo amigdaloide

O complexo amigdaloide, assim chamado por possuir cerca de 50 subnúcleos, está situado na porção anterior do lobo temporal, em sua porção ventromedial. O complexo é composto por cerca de 12 milhões de neurônios, e suas porções envolvidas com a deficiência intelectual grave constituem os núcleos anterior, medial e acessório.

As neuroimagens recentes revelaram que as regiões de reconhecimento facial, bem como de algumas tarefas sociais, estavam hipoativadas nos indivíduos com deficiência intelectual grave. Há também uma redução importante de atividade do complexo amigdaloide nos estados basais (*resting state*), assim como nas outras três grandes regiões: córtex temporoparietal, orbitofrontal e ínsula.

Nas crianças, particularmente, o complexo amigdaloide apresenta um aumento volumétrico considerável em sua região laterobasal, correlacionando-se com a maior intensidade dos sintomas atribuídos ao deficiente intelectual grave.

Um estudo longitudinal conseguiu correlacionar o aumento do volume do complexo amigdaloide em suas regiões laterobasal com subsequentes déficits de comunicação e interação social. O comprometimento do complexo amigdaloide correlaciona-se, entre outras coisas, com aparente desinteresse nas pessoas, familiares, relações sociais, hiporresponsividade ao chamado pelo nome próprio, sobrecarga sensorial, hipersensibilidade, vulnerabilidade, desinteresse na linguagem, negligências e prejuízo no planejamento.[9,10]

Córtex orbitofrontal

Região localizada na porção ventral e anterior do lobo frontal, compreendendo as áreas de Brodmann 10, 11 e 12, notadamente comprometida nas deficiências intelectuais graves. Os estudos anatômicos dessa região apresentam muitas dificuldades em suas análises devido aos artefatos que comprometem essa região. No entanto, estudos com neuroimagens funcionais revelaram uma hipoativação global nos pacientes com deficiência intelectual grave, com maior redução em sua capacidade de interconexão com diversas outras regiões corticais e subcorticais, incluindo o córtex da ínsula e o complexo amigdaloide.

O comprometimento do córtex orbitofrontal correlaciona-se, entre outras coisas, com prejuízo do planejamento e tomada de decisões, agressividade, alterações do sono e ansiedade, impulsividade, negligência e sensações de prazer.

Córtex temporoparietal

As regiões envolvidas no lobo temporal correspondem às áreas de Brodmann 41, 42, 22, 43, 40 (giro supramarginal) e 39 (giro angular). Estudos de metanálise com neuroimagens funcionais descrevem hipoatividade dos giros temporais superiores e parietal inferior em deficiência intelectual grave comparado ao grupo controle. Outros estudos ainda acrescentam que as áreas do processamento da linguagem também mostram hipoatividade, incluindo a área de Wernicke (descritas por Brodmann como áreas 39 e 40). Estudos adicionais com magnetoencefalografia acrescentam que as regiões perissilvianas apresentam propensão às crises epileptiformes em crianças com deficiência intelectual grave. Estudos avaliando morfometria cortical revelaram que a espessura cortical está reduzida nas regiões dos giros temporais superiores (áreas de Brodmann 21 e 22) em indivíduos com deficiência intelectual grave.

As alterações nas regiões temporoparietais, entre outros sintomas, podem cursar com déficits motores posturais, hipoestesias, déficit no processamento social (interpretação de contextos sociais), alterações na percepção da representação do próprio corpo (somatognosia), déficits prosódicos, déficit de expressividade e déficits de linguagem.[9,12,13]

Córtex da ínsula

O córtex da ínsula situa-se na profundidade da fissura sylviana, sendo recoberto pelo opérculo frontal, parietal e temporal. Essa região está subdividida em sub-regiões, constituídas por giros curtos e giros longos da ínsula. Histologicamente, a ínsula ainda pode ser subdividida em córtex granular, agranular e disgranular. Estudos com neuroimagens funcionais revelaram que a região insular está globalmente hipoativada nos indivíduos com deficiência intelectual grave, incluindo sua conectividade em estado de repouso com as regiões orbitofrontais, temporoparietais e com o complexo amigdaloide. Estudos morfométricos também corroboram as neuroimagens funcionais revelando redução da espessura cortical nos giros insulares dos pacientes com deficiência intelectual grave.

O comprometimento da região insular pode cursar com alterações no processamento nociceptivo, termoceptivo, visceroceptivo, perturbações do paladar, disautonomias, alterações nos circuitos dos neurônios-espelho (que permitem, entre outras coisas, interação social), alterações de linguagem e dificuldade de aprendizado.[9,10,13]

ENVOLVIMENTO DO TRONCO ENCEFÁLICO E DO CEREBELO

O tronco encefálico contém funções vitais, incluindo controle das funções cardiorrespiratórias, regulação gastrointestinal, primárias auditivas e visuais, mediadas por sistemas de neurotransmissores. Atualmente há um corpo de evidências que corrobora a hipótese de que o desenvolvimento anormal do tronco encefálico contribui para a prevalência de deficiência intelectual grave.

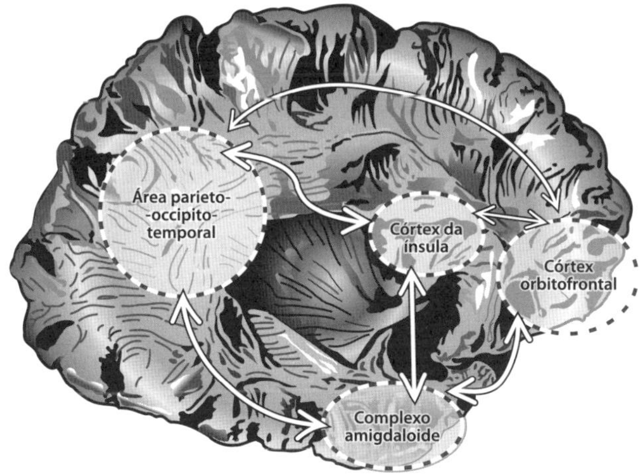

Figura 1 As quatro grandes regiões envolvidas na deficiência intelectual grave: aumento da região laterobasal do complexo amigdaloide, hipoativação global do córtex orbitofrontal e hipoatividade parietal inferior e temporal superior associada a atividade reduzida insular são observações neurofuncionais observadas por neuroimagens atribuídas à deficiência intelectual grave.

O desenvolvimento ocorre ainda no período intrauterino, sendo suscetível a neurotoxicidade imunológica ou farmacológica. O uso de ácido valproico nesse período está fortemente correlacionado com o desenvolvimento da deficiência intelectual grave.

O desenvolvimento anormal do tronco encefálico está relacionado com o mau funcionamento dos centros cerebrais e cerebelares, cursando com prejuízos da comunicação social. O sistema auditivo e visual é fundamental para o desenvolvimento das áreas corticais de integração multissensorial. O sistema motor também parece estar comprometido com posturas inadequadas, movimentos involuntários, limitação de preensão palmar e atraso no desenvolvimento motor.[9,11]

Estudos *post mortem* revelaram alterações significativas nos pacientes com deficiência intelectual grave envolvendo a região do núcleo olivar superior (correlacionada com o sistema auditivo e seus *inputs* para o córtex cerebral), complexo olivar inferior (envolvido com o controle motor e suas aferências para o cerebelo), sistemas de neurotransmissores, bem como maturação atípica dos vasos sanguíneos do tronco encefálico.[11,12]

Ao cerebelo classicamente se atribui a função motora. Lesões cerebelares cursam classicamente com alterações descritas como ataxias cerebelares, podendo-se incluir alterações das vias proprioceptivas como também presentes nas disfunções do sistema vestibular. Gordon Holmes, no início do século XX, descreveu uma lesão cerebelar na qual há comprometimento da fluência da fala. Seu trabalho clássico descreveu 21 vítimas da Primeira Guerra Mundial apresentando decomposição do movimento, com acometimento das estruturas motoras da fala.

Outra situação marcante é a dificuldade em proferir uma série de sílabas de uma sentença, muitas vezes com expressões faciais bizarras, lembrando muito uma paralisia pseudobulbar. Em 1998, a partir dos estudos realizados por Schmahmann e Sherman, criou-se um novo conceito relacionado ao cerebelo: "dismetria do pensamento" ou "dismetria cognitiva". Nesse conceito, atribui-se ao cerebelo a ideia de que ele seria o responsável pela cronologia do raciocínio, das ideias, estando alterado em diversas doenças, como esquizofrenia, autismo, dislexia e depressão bipolar do humor. Nos deficientes intelectuais graves, encontra-se redução do tamanho do cerebelo e prejuízo das conexões entre o cerebelo e o tronco encefálico, incluindo o complexo olivar inferior, com impacto na redução das células de Purkinje. Essa redução é pronunciada na região dos hemisférios posteroinferiores do cerebelo. Quanto maior for a hipoplasia do verme cerebelar nas zonas de Larsell VI e VII, maior o comprometimento dos deficientes intelectuais graves na exploração do ambiente.[12,13]

ADULTOS COM DEFICIÊNCIA INTELECTUAL

O aumento da expectativa de vida da população geral se assemelha ao da população adulta com deficiência intelectual, exceto para pacientes com deficiência intelectual grave, múltiplas deficiências ou síndrome de Down. Em 1930, a expectativa de vida para pacientes com deficiência intelectual era de 19 anos, evoluindo para 66 anos em 1990. Pacientes com síndrome de Down viviam entre 9 e 56 anos nos respectivos períodos. Os principais fatores de risco para morbimortalidade na população com deficiência intelectual mais velha são atribuídos aos problemas visuais obesidade, epilepsia, dermatites, doenças dentárias, distúrbios cognitivos/mentais, distúrbios gastrointestinais e polifarmácia.

O rastreio de adultos e idosos com deficiência intelectual tem alto valor social, considerando o risco aumentado de morbimortalidade nessa população. Alguns fatores de risco são especialmente relacionados a pior desfecho clínico na população adulta e idosa, como perda do desempenho físico, epilepsia de difícil controle, perda de força, impulsividade, quedas, incontinência e uso de órteses.[6-8]

CONSIDERAÇÕES FINAIS

A deficiência intelectual grave configura-se como uma desordem do neurodesenvolvimento, atribuída muitas vezes a alterações na migração neuronal ainda no período intrauterino. São grandes os desafios no intuito de prevenir tais comprometimentos, já que dependem de aspectos multifatoriais, muitos ainda desconhecidos.

A cada novo estudo neurofuncional, compreende-se um pouco mais da neurocircuitaria envolvida na deficiência intelectual grave, com suas respectivas correlações sintomáticas, observadas na prática clínica, que acabam por constituir-se em critérios diagnósticos para a doença. Fato é que, por mais que consigamos correlacionar áreas anatômicas comprometidas com expressões clínicas da doença, pouco podemos oferecer para reparar essa neurocircuitaria. Terapias envolvendo mecanismos de neurorreabilitação (neuroplasticidade e neurogênese) são promissoras, porém ainda necessitam de mais estudos para confirmar seu real impacto nos desfechos funcionais.

REFERÊNCIAS

1. Srivastava S, Love-Nichols JA, Dies KA, Ledbetter DH, Martin CL, Chung WK, et al. Meta--analysis and multidisciplinary consensus statement: exome sequencing is a first-tier clinical diagnostic test for individuals with neurodevelopmental disorders. Genet Med. 2019;21:2413-21.
2. De Luca C, Race V, Keldermans L, Bauters M, Van Esch H. Challenges in molecular diagnosis of X-linked intellectual disability. Br Med Bull. 2020;133:36-48.
3. American Psychiatric Association (APA). Diagnostic and Statistical Manual of Mental Disorders – 5th edition. Arlington, VA. APA; 2013. p. 3-9.
4. Maia N, Nabais Sá MJ, Melo-Pires M, de Brouwer APM, Jorge P. Intellectual disability genomics: current state, pitfalls and future challenges. BMC Genom. 2021;22:1-17.
5. Woittiez I, Eggink E, Ras M. [The number of people with a mild intellectual disability: an estimate]. [In Dutch]. Den Haag: Sociaal en Cultureel Planbureau, 2019. Disponível em: https://www.scp.nl/publicaties/publicaties/2019/10/01/het-aantal- mensen-met-een-licht-verstandelijke-beperking-een-schatting. Acesso em: 6 out. 2021.

6. Mercadante MT, Evans-Lacko S, Paula CS. Perspectives of intellectual disability in Latin American countries: epidemiology, policy, and services for children and adults. Curr Opin Psychiatry. 2009;22(5):469-74.
7. Pope J, Truesdale M, Brown M. Risk factors for falls among adults with intellectual disabilities: a narrative review. J Appl Res Intellect Disabil. 2021;34(1):274-85.
8. Merckx NLL, Esch HV. Human brain models of intellectual disability: experimental advances and novelties. Int J Mol Sci. 2022;23:6476.
9. Weston CSE. Four social brain regions, their dysfunctions, and sequelae, extensively explain autism spectrum disorders symptomatology. Brain Sci. 2019;9:130.
10. Damiani D, Nascimento AM, Pires VG. Unveiling the insular lobe of reil: neurophysiological and anatomical features. Arq Bras Neurocir. 2019;38:117-23.
11. Dadalko OI, Travers BG. Evidence for brainstem contributions to autism spectrum disorders. Front Integr Neurosci. 2018;12:47.
12. Damiani D, Pires VG, Kuhl L, Aloi PH, Nascimento AM. Neurofunctional aspects of cerebellum: the end of a dogma. Arq Bras Neurocir. 2016;35(1):39-44.
13. Damiani D, Nascimento AM, Pereira LK. Cortical brain functions: the Brodmann legacy in the 21st century. Braz Neurosurg. 2020;39(4):261-70.

Capítulo **9**

Demências: reconhecimento e gestão em idosos com deficiência intelectual

Jessyka Maria de França Bram

Pontos-chave:

- Envelhecimento populacional: o aumento da expectativa de vida e o envelhecimento da população são tendências globais, com previsão de que, até 2050, 22% da população mundial tenha 60 anos ou mais.
- Envelhecimento na deficiência intelectual: pessoas com deficiência intelectual agora vivem além da idade adulta jovem devido a avanços médicos.
- Prevalência de comorbidades e marcadores de envelhecimento: indivíduos com deficiência intelectual compartilham padrões de comorbidades e marcadores de envelhecimento similares aos encontrados em idosos sem deficiência intelectual, aumentando o risco de desenvolver síndromes demenciais mais cedo.
- Fatores contribuintes para o envelhecimento precoce na deficiência intelectual, além de fatores biológicos relacionados à síndrome de Down, como características progeroides, a falta de programas de promoção de saúde, acesso limitado aos serviços de saúde e baixa qualidade de assistência social, contribuem para o envelhecimento precoce na deficiência intelectual.
- Síndromes demenciais em indivíduos com deficiência intelectual: este capítulo correlaciona a doença de Alzheimer e a síndrome de Down, destacando características específicas dessas síndromes demenciais quando ocorrem em pessoas com deficiência intelectual.

INTRODUÇÃO

Como consequência do avanço da medicina, de novas tecnologias na área da saúde, de melhorias no saneamento básico e das condições de vida, a expectativa de vida, bem como o ritmo do envelhecimento populacional, têm aumentado drasticamente no mundo. Para o ano de 2050 já se prevê que o número de pessoas com 60 anos ou mais passe a representar 22% da população mundial.[1]

Com relação à expectativa de vida média global, houve um aumento considerável entre os anos de 2000 e 2015, passando de 66,4 para 71,4 anos.[2] Já em 2022, segundo dados do Instituto Brasileiro de Geografia e Estatística (IBGE), a expectativa da população brasileira superou os 75 anos, após uma ligeira queda devido à covid-19.[2]

Esse cenário não se distancia da realidade de adultos com deficiência intelectual. As pessoas com deficiência intelectual, que há 40 anos viviam apenas até a adolescência, hoje apresentam expectativa de vida superior a 60 anos e representam aproximadamente 3% da população idosa brasileira.[3]

No entanto, vale ressaltar que, diferentemente da forma como ocorre o processo de envelhecimento na população em geral, em pessoas com deficiência intelectual esse processo pode dar-se de maneira precoce, como ocorre na síndrome de Down, considerada uma das causas mais comuns de deficiência intelectual.[4]

Dessa maneira, pessoas com deficiência intelectual podem apresentar precocemente padrões de comorbidades, mecanismos moleculares de envelhecimento e marcadores de idade biológica similares àqueles encontrados em idosos sem deficiência intelectual. Assim, sob o prisma das características clínico-patológicas adjuntas à maior quantidade de anos vividos, há o aumento do risco de desenvolvimento de síndromes demenciais ao longo do processo de envelhecimento de pessoas com deficiência intelectual. Síndromes essas que podem se manifestar antes da idade cronológica que marca o início da velhice, a saber, 60 anos para países emergentes e 65 anos para países desenvolvidos.[5]

Há ainda muitos questionamentos acerca dos motivos pelos quais as pessoas com deficiência intelectual podem apresentar um processo de envelhecimento precoce. Com exceção de pessoas com síndrome de Down, cujos motivos se relacionam às cascatas biológicas desencadeadas pela própria síndrome, caracterizando a síndrome de Down como progeroide, estudos têm demonstrado que o envelhecimento precoce na deficiência intelectual,[5] principalmente de grau leve a moderado, resulta da falta de programas de promoção de saúde, do baixo acesso aos serviços de saúde e da baixa qualidade de saúde e assistência social.

SÍNDROMES DEMENCIAIS

As síndromes demenciais, atualmente incluídas na categoria de transtornos neurocognitivos maiores (TNcM) do Manual Diagnóstico e Estatístico de Transtornos Mentais, 5ª edição – DSM-V,[6] caracterizam-se como doenças neurodegenerativas e progressivas que afetam a cognição do indivíduo.

Essas mudanças cognitivas podem afetar a memória, o pensamento, a linguagem e a capacidade de realizar atividades de vida diária (AVD) e, apesar de poder afetar qualquer faixa etária, tornam-se mais prevalentes com o aumento gradativo da idade, atingindo cerca de 1 a 2% da população com 65 anos de idade e em torno de 30% dentre aqueles com 85 anos ou mais.[6]

De maneira geral, as síndromes demenciais representam declínios adquiridos em um ou mais domínios cognitivos com base na metamemória do próprio indivíduo, corroborada por informante e avaliações objetivas. É mandatório que haja também prejuízos nas AVD.

São diversos os subtipos de TNcM, podendo ser devidos a: doença de Alzheimer, degeneração lobar frontotemporal (DFT), doença por corpos de Lewy (DCL), doença vascular (DV), lesão cerebral traumática, uso de substância/medicamento, infecção por HIV, doença de Parkinson, doença de Huntington, dentre outras etiologias, além de causas não especificadas.[3]

Dentre os TNcM, a doença de Alzheimer é classificada como o subtipo mais comum, podendo representar de 60 a 70% dos diagnósticos de quadros demenciais. Caracteriza-se pelo comprometimento progressivo da memória recente e da aprendizagem, adjunto ao declínio de outras funções cognitivas, demonstrando já nos estágios iniciais um prejuízo na fluência verbal semântica. Além disso, diante das deficiências intelectuais, estudos demonstram que pessoas com síndrome de Down apresentam predisposição genética para o desenvolvimento de quadro demencial devido à doença de Alzheimer.[7]

A DV é a segunda causa mais comum de demência após a doença de Alzheimer e apresenta a doença cerebrovascular como patologia dominante, podendo haver lesões focais, multifocais ou difusas e ocorrer em várias combinações. As características de declínio cognitivo podem relacionar-se a prejuízos atencionais, na orientação espacial, na velocidade de processamento e nas funções executivas, no entanto, tais características são dependentes do tipo, da extensão e da localização das lesões cerebrovasculares.[8]

A DFT é um dos quadros demenciais que comumente atingem pessoas com faixas etárias inferiores a 65 anos. Ela se subdivide em quatro variantes distintas: comportamental, semântica, agramatical/não fluente e logopênica. De maneira geral, caracteriza-se por progressiva mudança comportamental e de personalidade e/ou prejuízos de linguagem. Pode haver a presença de quadros de apatia ou desinibição, *insight* empobrecido ou ausente, porém, em estágios iniciais, não há tantas evidências de declínio cognitivo global.[9]

Estimativas demonstram que aproximadamente 21% das pessoas com deficiência intelectual com 50 anos ou mais apresentam transtornos mentais, dentre eles quadros demenciais e de perturbação de ansiedade e humor.[10] Dentre os quadros demenciais na deficiência intelectual destacam-se a doença de Alzheimer, principalmente naqueles com síndrome de Down.[11] No entanto, ainda há escassez de estudos que discorram sobre esses quadros demenciais em pessoas com deficiência intelectual sem síndrome de Down.

CARACTERÍSTICAS DE SÍNDROMES DEMENCIAIS EM INDIVÍDUOS COM DEFICIÊNCIA INTELECTUAL

A realização diagnóstica de quadros demenciais na população em geral não é tarefa simples, por vários motivos. Dentre eles, pelo fato de muitas pessoas acreditarem que as alterações cognitivo-comportamentais apresentadas por idosos são características esperadas pelo processo de envelhecimento.[12] Há ainda muitos estigmas que devem ser desmistificados. Além disso, a falta de aprofundamento em estudos específicos para determinadas condições demenciais dificulta o diagnóstico clínico diferencial. Isso sem mencionar a falta de potenciais marcadores biológicos que possam favorecer um diagnóstico provável.

A observação desses pontos de vista leva à crença de que há uma dificuldade clínica ainda maior, com diversos desafios, em relação ao diagnóstico de demência em pessoas com deficiência intelectual.[13] Alguns pontos podem ser destacados:

- Escassez de instrumentos clínicos padronizados e validados para a população com deficiência intelectual que considerem as modificações de cognição, comportamento e humor em relação à própria linha de base.
- Prejuízos de cognição, comportamento e humor preexistentes podem mascarar aqueles emergentes.

- Sinais de quadros demenciais iniciais, como apraxia, afasia e agnosia, podem ser mascarados em pessoas com deficiência intelectual, levando ao diagnóstico tardio.
- A presença de sintomatologia atípica na deficiência intelectual em relação às manifestações clínicas demenciais na população idosa em geral (mudanças comportamentais e no repertório de habilidades podem anteceder as alterações cognitivas propriamente ditas).
- A percepção, a manifestação e grau de comprometimento da funcionalidade causado pela síndrome demencial em grande parte dependem do intelecto pré-mórbido, do nível de educação e treinamento, das circunstâncias de vida individuais e da capacidade de compensar déficits recentemente adquiridos.
- Não há ainda um consenso sobre uma norma padronizada para critérios diagnósticos de síndromes demenciais em deficiência intelectual.

Além disso, a própria compreensão sobre idade cronológica e idade biológica é, por vezes, complexa. Isso não corresponde a dizer que o processo de envelhecimento precoce é inerente ao desenvolvimento da deficiência intelectual, mas gera questionamentos, uma vez que condições patológicas comuns em idosos podem se manifestar em adultos com deficiência intelectual. Esse cenário dificulta ainda mais o entendimento sobre a maneira como as síndromes demenciais se desenvolvem e evoluem nesse público específico.[14]

Apesar das dificuldades apresentadas, há algumas características gerais que podem ser consideradas para o desenvolvimento da hipótese diagnóstica de síndromes demenciais em pessoas com deficiência intelectual. Para tanto, é importante considerar mudanças adaptativas, alterações comportamentais e cognitivas. Destaca-se, entretanto, que o padrão, a taxa e o grau de declínio são altamente variáveis entre um indivíduo e outro, não sendo facilmente previsíveis.[15]

Em termos adaptativos, alterações no desempenho funcional da pessoa com deficiência intelectual, assim como a presença de alterações comportamentais, podem ser reflexo do desenvolvimento de quadros demenciais nos estágios iniciais. Tais alterações podem, inclusive, preceder alterações cognitivas expressivas.[14]

Pessoas com deficiência intelectual em fase de desenvolvimento de TNcM podem apresentar prejuízo em todas as AVD previamente aprendidas, manifestando dificuldades no autocuidado, na comunicação, acadêmicas, ocupacionais, nas habilidades financeiras, sociais e de lazer, bem como na capacidade de usar os recursos da comunidade, de saúde e de habilidades de segurança e motoras.[16]

Quanto às alterações comportamentais relacionadas aos quadros demenciais na deficiência intelectual, têm-se modificações gradativas no comportamento e na personalidade do indivíduo, variando desde padrões de excitação e desinibição até lentidão e apatia. Inquietação, impulsividade e agitação são comuns, assim como movimentos motores.[17]

Além disso, essas pessoas podem apresentar sintomas psicomotores, retardo ou diminuição dos movimentos espontâneos, permanecendo sedentárias por períodos crescentes. Alterações de humor, sintomas psicóticos e quadros de delírios também podem estar presentes.[18]

Por fim, em relação aos comprometimentos cognitivos, pode ser frequente a apresentação de comprometimento de memória em síndromes demenciais corticais, podendo ser sutis ou intermitentes nos estágios iniciais. Apresentam também dificuldades nas funções executivas e na linguagem, o que pode gerar frustração e irritação, bem como alterações de humor e comportamento.[19]

A orientação também se torna progressivamente mais prejudicada e pode ser mais saliente do que outros déficits cognitivos, sendo a desorientação temporal, muitas vezes, uma característica precoce de quadro demencial em deficiência intelectual. Já alterações de linguagem podem apresentar-se como déficits mais específicos, como afasia expressiva, por exemplo.[20]

DOENÇA DE ALZHEIMER E SÍNDROME DE DOWN

Dentre os estudos sobre quadros demenciais e deficiência intelectual, destacam-se aqueles relacionados ao desenvolvimento de demência em pessoas com síndrome de Down. Isso pelo fato de essa síndrome demonstrar precocemente características patológicas centrais da doença de Alzheimer, o que justifica o destaque para esse quadro demencial nessa população.

Assim como na população idosa típica, a prevalência de demência em indivíduos com síndrome de Down também aumenta com a progressão da idade, acometendo:[21]

- 10 a 25% das pessoas com 40 a 50 anos.
- 20 a 50% daquelas com 50 a 60 anos.
- 60 a 75% dos indivíduos com mais de 60 anos.

Pessoas com síndrome de Down representam uma das maiores coortes em risco de início precoce da doença de Alzheimer. À semelhança das formas de doença de Alzheimer, na qual há um mecanismo genético dominante, a demência na síndrome de Down acomete indivíduos em fase pré-senil.[22]

Do ponto de vista patológico, pode-se admitir que a demência na síndrome de Down se assemelha muito mais às formas familiares da doença de Alzheimer pré-senil (*early-onset, familial Alzheimer's disease* – EOAD) do que às formas esporádicas de doença de Alzheimer com início tardio. As diversas formas de EOAD são causadas por mutações dos genes que codificam a proteína precursora do amiloide (APP) e as presenilinas 1 e 2 (PSEN1 e PSEN2), localizadas respectivamente nos cromossomos 21, 14 e 1. Essas mutações são transmitidas por padrão de herança autossômica dominante e determinam anormalidades metabólicas que levam à formação excessiva e subsequentemente ao acúmulo de amiloide nos tecidos cerebrais. Existe, portanto, uma associação causal entre a presença dessas mutações e o desenvolvimento de doença de Alzheimer.[23]

Já do ponto de vista molecular, o gatilho do processo patogênico da demência na síndrome de Down é o acúmulo do peptídeo beta-amiloide (A-beta) nos tecidos cerebrais. A presença de polímeros de A-beta desencadeia uma sequência de eventos citotóxicos que provocam a deterioração e a morte neuronal. Esse processo determina posteriormente a hiperfosforilação da proteína tau, comprometendo a estabilidade dos microtúbulos e causando o ulterior colapso do citoesqueleto neuronal.[7]

Acredita-se que a trissomia do cromossomo 21 (T21), além de favorecer a amiloidogênese cerebral pela expressão aumentada do gene da APP, devido à cópia extra do cromossomo 21, também determina outras alterações da homeostase, tais como a redução da neurogênese e a indução de mecanismos de morte celular programada (apoptose) – fenômenos também presentes na doença de Alzheimer. Em indivíduos com síndrome de Down, a expressão aumentada da APP provoca alteração dos mecanismos que regulam sua clivagem pelas secretases, em favor da produção de formas insolúveis do peptídeo A-beta e subsequente ativação da cascata do amiloide.[24]

Outros mecanismos podem acelerar o processo patogênico, tais como:

- A ativação da resposta inflamatória e de mecanismos relacionados ao estresse oxidativo.
- O favorecimento de apoptose.

- O comprometimento da homeostase de membranas.
- A perda do suporte neurotrófico.
- Alterações neuroquímicas relacionadas à depleção colinérgica e à excitotoxicidade.

Esses mecanismos são considerados secundários na cascata do amiloide, porém não menos importantes, e ilustram a complexidade da fisiopatologia da demência na doença de Alzheimer e na síndrome de Down.[7]

Para além das características biológicas relacionadas à estreita associação entre doença de Alzheimer e síndrome de Down, vale destacar também as características relacionadas às manifestações clínicas desse TNcM nessa população. De maneira geral, esperam-se de uma pessoa com síndrome de Down sem demência um atraso do desenvolvimento neurológico e motor devido à deficiência intelectual, baixo coeficiente intelectual, maior potencialidade para habilidades visuoespaciais, menor habilidade de linguagem (linguagem expressiva), dificuldades na memória verbal de curto prazo, bem como baixa *performance* nas funções executivas.[13]

Assim, a dúvida sobre como diferenciar o declínio cognitivo oriundo da síndrome de Down daquele relacionado à doença de Alzheimer nesses indivíduos deve pairar sobre muitos profissionais. Ao adentrar esse mérito, é necessário um olhar amplo sobre o estado pré-mórbido do indivíduo com síndrome de Down,[25] ou seja, deve-se evidenciar o grau de declínio relativo à linha de base durante a avaliação (sem comparar com as características da população normativa idosa típica), buscando prejuízos progressivos de memória e outros componentes cognitivos, bem como dificuldades nas AVD.

Além disso, é importante salientar que na síndrome de Down as manifestações clínicas da doença de Alzheimer estão frequentemente relacionadas às mudanças comportamentais, como excessiva agitação, distúrbios do sono, inquietação, alucinação auditiva, desinibição e apatia. Tais sintomas podem estar presentes antes mesmo da aparição do declínio cognitivo.[26] O indivíduo com síndrome de Down pode ainda apresentar uma sintomatologia atípica em relação àquelas pessoas típicas com doença de Alzheimer, demonstrando similaridades às manifestações presentes na DFT, com prejuízo no funcionamento do lobo frontal.[27] Já do ponto de vista cognitivo, espera-se prejuízo nas funções executivas e memória de trabalho, com declínios sequenciais de memória e orientação.

CONSIDERAÇÕES FINAIS

Ainda são escassas as pesquisas que oferecem um olhar mais direcionado ao desenvolvimento das síndromes demenciais em pessoas com deficiência intelectual, especificando, inclusive, quais as maiores prevalências de quadros demenciais para cada tipo de deficiência intelectual. No entanto, hoje é possível acompanhar um ligeiro aumento de estudos relacionando o desenvolvimento da doença de Alzheimer em pessoas com síndrome de Down. Isso permite que haja perspectivas futuras para a ampliação de estudos na área, uma vez que essa preocupação se tornou frequente devido ao aumento da expectativa de vida populacional.

Diante do quadro de uma síndrome demencial na deficiência intelectual e das consequências que esse diagnóstico pode trazer para o próprio indivíduo e para seus familiares, que por vezes também são idosos e já apresentam *per se* a idade como fator de risco para o desenvolvimento de quadros demenciais, falar sobre prevenção é necessário. E qual seria o melhor caminho? Olhar para estudos científicos que demonstram fatores de risco potencialmente modificáveis ao longo da vida[26,27] pode ser um excelente começo.

Em suma, enquanto os cientistas desenvolvem novas pesquisas para minimizar as lacunas existentes acerca do desenvolvimento de quadros demenciais em pessoas com deficiência intelectual, cabe aos profissionais de áreas de saúde e educacionais focarem a conscientização em relação ao que já se tem de conhecimento sobre o processo de envelhecimento de uma pessoa com deficiência intelectual, bem como a melhoria da qualidade de vida por meio da prevenção e da promoção de saúde.

REFERÊNCIAS

1. World Health Organization (WHO). Ageing and health. 2015. Disponível em: http://www.who.int/mediacentre/factsheets/fs404/en/. Acesso em: 12 set. 2024.
2. World Health Organization (WHO). Life expectancy. 2016. Disponível em: http://www.who.int/gho/mortality_burden_disease/life_tables/situation_trends_text/en/. Acesso em: 12 set. 2024.
3. World Health Organization (WHO). Healthy ageing: adults with intellectual disabilities. 2000. Disponível em: https://www.who.int/publications/i/item/WHO-MSD-HPS-MDP-00.5. Acesso em: 13 abr. 2024.
4. Fortea J, Zaman SH, Hartley S, Rafii MS, Head E, Carmona-Iragui M. Alzheimer's disease associated with Down syndrome: a genetic form of dementia. Lancet Neurol. 2021 Nov;20(11):930-42.

5. Boniholi G, Denari FE. Envelhecimento de pessoas com deficiência intelectual: produções das revistas Apae Ciência e Revista Deficiência Intelectual. Apae Ciência. 2022;17(1).
6. American Psychiatric Association (APA). Manual Diagnóstico e Estatístico de Transtornos Mentais – 5ª edição. Porto Alegre: Artmed; 2014.
7. Head E, Ances B. Biomarkers in Down syndrome can help us understand Alzheimer's disease. The Lancet. 2020;395(10242):1951-3. Disponível em: http://www.thelancet.com/article/S0140673620309168/fulltext. Acesso em: 12 set. 2024.
8. Rundek T, Tolea M, Ariko T, Fagerli EA, Camargo CJ. Vascular cognitive impairment (VCI). Neurotherapeutics. 2022;19(1):68-88.
9. Younes K, Miller BL. Frontotemporal dementia: neuropathology, genetics, neuroimaging, and treatments. Psychiatr Clin North Am. 2020;43(2):331-44.
10. Gangadharan SK, Devapriam J, Bhaumik S. People with learning disability, and ageing. Psychiatry. 2009;8(10):382-6.
11. Fortea J, Vilaplana E, Carmona-Iragui M, Benejam B, Videla L, Barroeta I, et al. Clinical and biomarker changes of Alzheimer's disease in adults with Down syndrome: a cross-sectional study. Lancet. 2020;395(10242):1988-97.
12. Galvin JE, Sadowsky CH; NINCDS-ADRDA. Practical guidelines for the recognition and diagnosis of dementia. J Am Board Fam Med. 2012;25(3):367-82.
13. Nagdee M. Dementia in intellectual disability: a review of diagnostic challenges. Afr J Psychiatry (Johannesbg). 2011;14(3):194-9.
14. Jacobs P, Watchman K, Wilkinson H, Hoyle L, McGenily L. Experiences of people with intellectual disability and dementia: a systematic review. J Appl Res Intellect Disabil. 2023;36(2):241-58.
15. Herron DL, Priest HM, Read S. Supporting people with an intellectual disability and dementia: a constructivist grounded theory study exploring care providers' views and experiences in the UK. J Appl Res Intellect Disabil. 2020;33(6):1405-17.
16. Chiang YJ, Lee LH, Chen SL, Yang CI. Healthcare workers' experiences of caring for patients diagnosed with intellectual disability co-occurrent with psychiatric disorders. J Psychiatr Ment Health Nurs. 2022;29(6):842-51.
17. Krinsky-McHale SJ, Silverman W. Dementia and mild cognitive impairment in adults with intellectual disability: issues of diagnosis. Dev Disabil Res Rev. 2013;18(1):31-42.
18. Gomiero T, Bertelli M, Deb S, Weger E, Marangoni A, De Bastiani E, et al. A multicentre Italian validation study in aging adults with Down syndrome and other forms of intellectual disabilities: dementia screening questionnaire for individuals with intellectual disabilities. Curr Alzheimer Res. 2017;14(7):709-21.
19. Paiva AF, Nolan A, Thumser C, Santos FH. Screening of cognitive changes in adults with intellectual disabilities: a systematic review. Brain Sci. 2020;10(11):848.
20. Jacinto M, Matos R, Gomes B, Caseiro A, Antunes R, Monteiro D, et al. Physical fitness variables, general health, dementia and quality of life in individuals with intellectual and developmental disabilities: a cross-sectional study. Healthcare (Basel). 2023;11(19):2688.
21. Zigman WB, Lott IT. Alzheimer's disease in Down syndrome: neurobiology and risk. Ment Retard Dev Disabil Res Rev. 2007;13(3):237-46.
22. Fortea J, Carmona-Iragui M, Benejam B, Fernández S, Videla L, Barroeta I, et al. Plasma and CSF biomarkers for the diagnosis of Alzheimer's disease in adults with Down syndrome: a cross-sectional study. Lancet Neurol. 2018;17(10):860-9.
23. Pericak-Vance MA, Yamaoka LH, Haynes CS, Speer MC, Haines JL, Gaskell PC, et al. Genetic linkage studies in Alzheimer's disease families. Exp Neurol. 1988;102(3):271-9.
24. Zigman WB. Atypical aging in Down syndrome. Dev Disabil Res Rev. 2013;18(1):51-67.

25. Fonseca L. Evidência de disfunção executiva, desinibição e apatia no declínio cognitivo e demência de Alzheimer em pessoas com síndrome de Down. São Paulo: Faculdade de Medicina da Universidade de São Paulo; 2018.
26. Takenoshita S, Terada S, Inoue T, Kurozumi T, Yamada N, Kuwano R, et al. Prevalence and modifiable risk factors for dementia in persons with intellectual disabilities. Alzheimers Res Ther. 2023;15(1):1-11.
27. Suemoto CK, Mukadam N, Brucki SMD, Caramelli P, Nitrini R, Laks J, et al. Risk factors for dementia in Brazil: differences by region and race. Alzheimers Dement. 2023;19(5):1849-57.

Capítulo **10**

Incapacidade e envelhecimento: superando barreiras

Poliana de Freitas André
Tatiana Kiyo Ishii Amatu

Pontos-chave:

- Envelhecimento populacional: impacto global e desafios para os sistemas de saúde.
- Processo do envelhecimento: declínio das funções orgânicas e influências individuais.
- Incapacidade funcional: dificuldades funcionais – perda da autonomia e independência.
- Deficiência intelectual: desafios adicionais no contexto do envelhecimento.
- Envelhecendo com deficiência intelectual: necessidade de intervenções específicas e cuidados personalizados.

INTRODUÇÃO

O envelhecimento populacional é um fenômeno mundial que, segundo a Organização Mundial da Saúde (OMS), está diretamente relacionado ao desenvolvimento do país. São consideradas idosas as pessoas a partir de 60 anos em países em desenvolvimento, e acima de 65 em países desenvolvidos. A diminuição na taxa de fecundidade e de natalidade é a grande impulsionadora para o aumento da população idosa.[1]

O aumento da expectativa de vida deixou de ser um marco exclusivo de países desenvolvidos e já é considerado comum em países em desenvolvimento como o Brasil, tornando-se um grande desafio para o sistema de saúde e despertando muitos questionamentos e anseios sobre o envelhecimento.[2]

A partir do dia do nascimento, todo ser vivo inicia o processo individual e particular do envelhecimento. Cada fase da vida é responsável pela formação e adequação dos sistemas do corpo humano. Atingimos o pico da capacidade funcional do organismo do ser humano em torno dos 30 anos, e posteriormente é iniciado o declínio das funções. Inicialmente esse declínio é pouco perceptível, até que ocorrem os primeiros sinais de alterações funcionais ou estruturais atribuídas ao processo do envelhecimento.[3]

A queda na funcionalidade poderá acontecer de forma discreta, gradual ou brusca de acordo com estilo, vícios e hábitos de vida, a presença de doenças crônicas ou congênitas. Papaléo-Netto[3] admite como regra geral que a cada ano, a partir dos 30 anos de idade, ocorre perda de 1% da função orgânica. O ritmo de declínio das funções orgânicas varia não só de um órgão para o outro como também entre indivíduos da mesma idade, fazendo com que o envelhecimento seja diferente de uma pessoa para outra.

Entre as implicações que o envelhecimento acarreta, as doenças crônicas não transmissíveis associadas ao envelhecimento populacional podem levar a limitações com incapacidades funcionais temporárias ou até mesmo permanentes.[4] As incapacidades causam grande impacto na vida dos idosos, pois muitas vezes estão acompanhadas por perda da independência e da autonomia, bem como de deficiências, não apenas físicas mas também mentais ou intelectuais.[2,3]

ENVELHECIMENTO POPULACIONAL NO BRASIL E NO MUNDO

O aumento da proporção de idosos no mundo é considerado o principal fenômeno do século XX, que tem despertado interesse devido ao desafio crescente pela busca de conhecimento para compreensão das consequências do processo do envelhecimento, pela capacitação e interesse profissional pelo assunto e pela reorganização nas políticas do sistema de saúde e da sociedade.[2]

O mundo tinha 3 bilhões de habitantes em 1960, com 236 milhões de idosos, que representavam 7,8% da população total. Em 2018, a população global de idosos chegou a 1 bilhão de indivíduos com 60 anos ou mais, representando 13% da população total. A população de idosos deve atingir 2 bilhões em 2047, o que representará 21% do total, e ainda poderá saltar para 3,1 bilhões em 2100, totalizando aproximadamente 30% da população total.[5]

A Tabela 1 apresenta os 12 países com maior número de idosos no mundo, a perspectiva de aumento populacional nas próximas décadas e o *ranking* do índice de envelhecimento de cada país.[5]

Tabela 1 Os 12 países com maior quantidade de idosos (60 anos e mais): 2022, 2050 e 2100 (em milhões)

#	Países	2022	#	Países	2050	#	Países	2100
	Mundo	1.108.584		Mundo	2.132.389		Mundo	3.083.695
1	China	264.707	1	China	509.409	1	Índia	551.956
2	Índia	148.691	2	Índia	347.584	2	China	361.612
3	EUA	79.328	3	EUA	111.063	3	EUA	143.181
4	Japão	44.429	4	Indonésia	64.878	4	Paquistão	112.640
5	Rússia	32.978	5	Brasil	66.496	5	Nigéria	96.707
6	Brasil	31.500	6	Japão	45.305	6	Indonésia	93.927
7	Indonésia	29.919	7	Rússia	43.370	7	Etiópia	78.277
8	Paquistão	15.946	8	Bangladesh	43.362	8	Brasil	73.334
9	Bangladesh	15.854	9	Paquistão	36.572	9	Bangladesh	68.121
10	México	15.535	10	México	35.908	10	México	47.908
11	Nigéria	10.378	11	Nigéria	25.081	11	Rússia	37.821
12	Etiópia	6.098	12	Etiópia	18.749	12	Japão	32.879

Fonte: adaptado de UN Population Division, 2022.[6]

Estima-se que em 2100 a expectativa de vida ao nascer chegue a 82 anos no mundo, a 88 anos no Brasil e a 94 anos no Japão.[5,6]

ASPECTOS DO PROCESSO DO ENVELHECIMENTO

O envelhecimento é um processo natural, dinâmico, inevitável e irreversível, caracterizado por mudanças fisiológicas e alterações da composição corporal que causam declínio progressivo da função dos sistemas biológicos, ocasionando diminuição progressiva das habilidades motoras, sensitivas e do conhecimento.[2]

As condições crônicas e incapacitantes que frequentemente acompanham o envelhecimento podem ser prevenidas ou retardadas. Segundo o Relatório Mundial sobre Envelhecimento e Saúde (RMES), da OMS, não existe um padrão de idoso, pois há diversidade nas capacidades e nas necessidades de saúde de cada um, decorrentes do estilo de vida, tornando esses indivíduos únicos e modificáveis.[1]

A Figura 1 evidencia que a capacidade funcional aumenta durante a infância, atinge seu pico máximo nos primeiros anos da vida adulta e entra em declínio em seguida. A velocidade do declínio é fortemente determinada por fatores relacionados ao estilo de vida e ao comportamento de cada indivíduo.[7]

O declínio pode ser tão acentuado que resulte em incapacidade ou deficiência prematura. Contudo, a aceleração no declínio pode sofrer influências e ser reversível em qualquer idade por meio de intervenções individuais específicas para cada indivíduo. Assim, é importante considerar que as escolhas que fazemos hoje impactarão nosso futuro, repercutindo diretamente em nossa funcionalidade, e a intervenção em tempo hábil possibilitará que qualquer pessoa tenha vida longa, podendo ou não atravessar a linha da incapacidade.[7]

Envelhecer, para muitos, marca o período de diminuição da capacidade funcional, significando impacto para realizar as atividades básicas e instrumentais de vida diária, que gradativamente podem ser comprometidas e até mesmo gerar dependência completa.[8]

Em 2018, registros nacionais apontaram que 39,2% dos idosos com idade acima de 75 anos apresentavam declínio na capacidade de realizar as atividades instrumentais de vida diária (AIVD), o que pode ser reflexo da alta taxa de prevalência de doenças crônicas entre os idosos. Destes, aproximadamente 69,5% têm diagnóstico de pelo menos uma doença crônica. Embora existam inúmeros problemas de saúde à medida que a idade avança, isso não implica

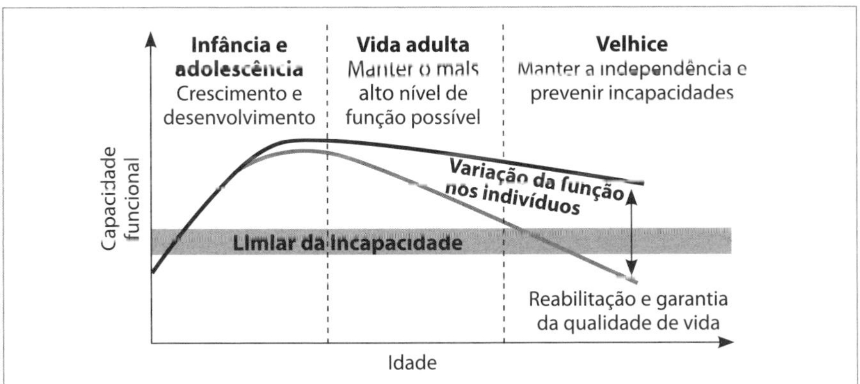

Figura 1 Manutenção da capacidade funcional durante o curso da vida.
Fonte: adaptada de Kalache e Kickbusch, 1997.[7]

necessariamente um declínio obrigatório das capacidades nem o aumento substancial dos custos com atenção à saúde do idoso.[9]

O processo do envelhecimento não é homogêneo, mas peculiar a cada ser humano. As experiências e características pessoais determinam que o processo do envelhecimento seja único e específico. Para algumas pessoas a idade pode significar dificuldade e limitação, e para outras não.[2]

INCAPACIDADE FUNCIONAL E DEFICIÊNCIA

A incapacidade funcional compreende a dificuldade do indivíduo em desempenhar atividades do dia a dia em algum domínio da vida, em razão de um problema de saúde. Está associada a fatores multidimensionais, podendo ser mencionada sob dois domínios: atividades básicas de vida diária (ABVD), relacionadas ao autocuidado, como locomoção, alimentação, higiene e vestuário, e atividades instrumentais de vida diária (AIVD), associadas à independência do indivíduo na sociedade, fazer compras, utilizar meios de transporte, fazer uso de medicações e gerenciar o dinheiro.

A perda da capacidade funcional traz comprometimentos ao idoso, à família e à comunidade. Além de aumentar a chance de morte, ela gera maior risco de hospitalização e de gastos para o Sistema Único de Saúde (SUS) e para a família.[10]

Já a deficiência é classificada em três grupos: deficiência física, deficiência sensorial e deficiência intelectual. Existem especificidades em cada uma delas, definidas por um conjunto de fatores interligados, tais como a estrutura da própria deficiência, a constituição orgânica e subjetiva da pessoa, suas vivências e condições socioambientais.

A terminologia "deficiência intelectual" é usualmente recente, sendo utilizada mais frequentemente a partir do século XXI. Cada vez mais o termo "deficiência mental", que era anteriormente utilizado, vem sendo substituído por "deficiência intelectual", visto que passa a dar uma conotação mais abrangente. Essa terminologia vai além das capacidades cognitivas, pois abrange a relação entre a pessoa com deficiência intelectual e o ambiente.[9]

DEFICIÊNCIA INTELECTUAL

A Associação Americana de Psiquiatria (APA) define a deficiência intelectual como um transtorno neuropsiquiátrico do desenvolvimento, caracterizado por déficits em habilidades cognitivas como: raciocínio, resolução de problemas, planejamento, pensamento abstrato, julgamento, aprendizagem acadêmica e aprendizagem experiencial.[11] No Brasil se utiliza a definição da American Association on Intellectual and Developmental Disabilities (AAIDD) associada ao Manual Diagnóstico e Estatístico de Transtornos Mentais (DSM-V), no qual se tem a deficiência intelectual ainda colocada como mental.[9,11]

Na deficiência intelectual é observado um estado de diminuição notável do funcionamento intelectual inferior à média, associado a limitações significativas tanto no funcionamento intelectual quanto no comportamento adaptativo. É uma condição estigmatizante, que provoca impacto significativo na funcionalidade do indivíduo ao longo da vida.[11]

Os déficits são reconhecidos durante a infância ou adolescência, impactando na funcionalidade do indivíduo devido à dificuldade de adaptação para uma vida independente, e em suportar a responsabilidade social em um ou mais aspectos do cotidiano, incluindo comunicação, participação social, desempenho acadêmico ou profissional.[9,11]

A deficiência intelectual é uma condição heterogênea, em que o curso da doença varia com múltiplas manifestações e causas, podendo ser genética, orgânica, social e ambiental, ou ainda, por combinações de duas ou mais destas.[11]

Em 2018, a OMS estimou a prevalência de deficiência intelectual em 1% da população mundial, e de acordo com o DSM-V o diagnóstico de deficiência intelectual deve considerar os seguintes critérios:

- Déficits em funcionamento intelectual.
- Déficits no funcionamento adaptativo.
- Início durante o período de desenvolvimento.[9,11]

Esses critérios devem ser administrados individualmente e avaliados por profissionais especializados por meio da aplicação de testes de inteligência específicos. No momento do diagnóstico de deficiência intelectual, devem-se considerar também fatores como o ambiente e a cultura do local onde a pessoa vive.[11]

Com o passar dos anos, as pessoas com deficiência intelectual vivenciam novas experiências, e ocorrem transformações em todo o seu processo de desenvolvimento. A vida escolar, laboral e social, que envolve a família, os amigos e a comunidade, é muito significativa na composição biográfica quando se inicia o processo do envelhecimento.[9]

Quem nunca se deparou com uma pessoa com deficiência intelectual que chegou à fase do envelhecimento? Há pouco tempo, chegar ao envelhecimento não era uma realidade para essa parcela da população. Alguns estudos demonstram que a taxa de sobrevida nessa população é relativamente recente e que o envelhecimento é uma conquista nunca vivenciada.[9]

Em países desenvolvidos, indivíduos com deficiência intelectual de grau leve podem atingir a mesma expectativa de vida da população em geral, com exceção dos casos com diagnóstico de síndrome de Down, quando, além do envelhecimento precoce, a pessoa fica mais suscetível a desenvolver demência do tipo Alzheimer.[12]

Dependendo da causa da deficiência intelectual, o envelhecimento dessa população aparece de modo atípico, favorecendo diversas perdas funcionais. Alguns registros sugestivos de envelhecimento atípico são percebidos a partir dos 30 ou 40 anos, principalmente em indivíduos com síndrome de Down.[12]

SÍNDROME DE DOWN

A síndrome de Down é causada pela alteração no número normal de autossomos, quando ocorre a presença de 3 cromossomos no par 21 (trissomia do par 21) em todas ou na maior parte das células. Essa alteração acontece no momento da concepção; o indivíduo possui 47 cromossomos em suas células em vez de 46, como a maior parte da população.

A incidência aumenta com a idade da mãe, aproximadamente após os 35 anos, causando prejuízos nas regiões corticais e subcorticais, incluindo o cerebelo. A condição está geralmente associada a atraso no desenvolvimento infantil, feições faciais características, inchaço das pálpebras, desenvolvimento linguístico, falta de coordenação motora e quociente intelectual leve a moderado.[13]

O atraso no desenvolvimento cognitivo da criança com síndrome de Down é a característica mais permanente, com alterações significativas na atenção e na memória de curto prazo, o que dificulta a manutenção de informações imediatas, levando a comprometimento tanto da memória visual como da auditiva.[13]

DEMÊNCIA

A demência é definida como uma síndrome clínica de declínio cognitivo bastante grave, a ponto de interferir no funcionamento social ou ocupacional do indivíduo. As alterações cognitivas e funcionais causadas pela demência são particularmente acompanhadas por alterações no comportamento e na personalidade, entretanto não se tornaram critérios centrais, uma vez que até agora se considerava não terem particularidade diagnóstica suficiente.[14]

Com o aumento significativo da população idosa mundial, a demência se torna um desafio global para a saúde, tanto em proporção, em custo, como em impacto. A OMS estima que o número de pessoas com demência no mundo seja de 50 milhões, com estimativa de triplicar até 2050. Mundialmente, dentre as 10 principais causas de morte, a demência é a única que não se pode prever, curar ou retardar, deixando a gestão da doença aos cuidadores.[15]

O diagnóstico é realizado por meio de uma avaliação clínica minuciosa, envolvendo exame médico e neurológico detalhado e um exame formal do estado mental, incluindo diversos testes cognitivos; os exames laboratoriais ou de imagem fornecem apenas evidências diagnósticas de suporte. Utiliza-se também a avaliação funcional estruturada ou informal, a fim de estabelecer a presença e a gravidade da incapacidade funcional.[14]

Demência do tipo Alzheimer

A doença de Alzheimer, uma patologia multifatorial de origem idiopática, é o distúrbio neurodegenerativo crônico, progressivo e incurável mais comum à população mundial. Acomete primeiramente o hipocampo, região do cérebro responsável pela memória, e posteriormente incapacita outras áreas cerebrais, sendo a principal causa de demência nos idosos. Dentre os casos de demência, 60 a 80% são atribuídos à demência de Alzheimer.[16]

Inicialmente a doença é marcada por perda de memória e de prejuízo na aprendizagem, podendo ser acompanhada de dificuldades motoras. Já nos estágios mais avançados, apresenta-se diminuição da capacidade cognitiva, executiva, motora e de linguagem, interferindo diretamente na autonomia e na qualidade de vida do indivíduo. Sua evolução está diretamente relacionada com fatores ambientais, tais como idade avançada, diabetes *mellitus*, acidente vascular cerebral (AVC), obesidade, tabagismo, sedentarismo, dieta inadequada e depressão, mas também com fatores genéticos.[16]

O diagnóstico é complexo, e, em razão da difícil identificação dos sintomas iniciais, muitas vezes os pacientes sofrem com subdiagnóstico. É comum o diagnóstico tardio, quando o comprometimento cognitivo já está bem elevado.[16]

Atualmente, o reconhecimento da doença de Alzheimer se dá por meio de um conjunto de manifestações clínicas percebidas pelo paciente e/ou pelos familiares, associadas a um rastreio com testes neuropsicológicos como o Miniexame do Estado Mental (MEEM) e exames complementares de imagem. Em relação ao tratamento, deve-se estabelecer um plano de cuidados multidisciplinares em conjunto com o tratamento farmacológico e o não farmacológico.[16]

A maioria dos estudos inclui idosos com doença de Alzheimer em estágio leve a moderado, tornando o método não farmacológico o mais usado, como a atividade física, o exercício aeróbio, seguido da intervenção cognitiva ou reabilitação cognitiva, a musicoterapia e por último o MAKS (estimulação motora, atividades de vida diária, estimulação cognitiva e elemento espiritual).[16]

Demência vascular

A demência vascular é um distúrbio cerebral devido à impossibilidade de circulação sanguínea no cérebro, sendo a causa mais provável o AVC, de forma frequente em indivíduos com idade mais avançada. Também pode ter início gradativo, progredindo com vários episódios isquêmicos, incluindo infartos no parênquima cerebral, dessa forma, caracterizando a demência por infartos múltiplos.[17]

O diagnóstico pode ser investigado pela presença de uma tríade: fatores de risco cerebrovascular, manifestações clínicas de déficit cognitivo precedente e a existência do próprio quadro demencial. O somatório das isquemias e infartos resulta no declínio motor do indivíduo acometido, podendo ser confundida com a doença de Alzheimer, o que dificulta seu diagnóstico.[17]

Demência da doença de Parkinson e demência com corpos de Lewy

Indivíduos com doença de Parkinson podem apresentar demência, e sua prevalência aumenta com o tempo de doença, variando de 23% nos primeiros anos da doença a 80% com mais de 15 anos de sintomas.[18]

A demência da doença de Parkinson (DPP) e a demência com corpos de Lewy (DCL) representam a segunda causa mais comum de demência neurodegenerativa em indivíduos com mais de 65 anos, provocando declínio cognitivo progressivo, deterioração motora e comprometimento da qualidade de vida. Ambas as demências estabelecem síndromes clínicas diferentes, mas apresentam o mesmo substrato patológico. Apesar disso, a doença de Parkinson e a DCL são classificadas como doenças distintas com base na relação com o tempo dos sintomas cognitivos e motores.[18]

Atualmente, os critérios para o diagnóstico da DDP recomendam que seja feito quando a demência se desenvolve no contexto de uma doença de Parkinson já estabelecida. O diagnóstico de DCL é feito quando a demência antecede ou coincide no período de um ano com o desenvolvimento de sintomas motores, o que é chamado de "regra de 1 ano".[18]

Olchik et al.[19] verificaram em seu estudo relação significativa entre o escore total do PDQ-39 (percepção do paciente sobre a sua qualidade de vida) com todos os testes cognitivos, demonstrando que indivíduos com melhor qualidade de vida apresentam melhor desempenho cognitivo. Além disso, foi observada correlação significativa entre os testes cognitivos com depressão, H&Y (Escala de Estágios de Incapacidade de Hoehn e Yahr), escolaridade e idade.

Na DDP, o comprometimento cognitivo frequentemente se correlaciona com o estágio da doença e idade mais avançada, baixa escolaridade, depressão e pior qualidade de vida. A linguagem e a organização visual tendem a acompanhar as habilidades motoras e o desempenho cognitivo geral.[18]

Demência frontotemporal

A demência frontotemporal (DFT) é uma síndrome clínica de acometimento focal dos lobos frontais e/ou temporais. Ela apresenta três fenótipos clínicos distintos: a variante comportamental e dois subtipos linguísticos, a saber, a afasia progressiva primária (APP) não fluente/agramática e a APP semântica. Ultimamente se tem discutido a existência de um quarto subtipo, a chamada variante temporal direita. A variante comportamental (vcDFT) é a apresentação fenotípica mais comum da DFT.[20]

Estudos internacionais indicam que a prevalência e a incidência da DFT são maiores na faixa etária dos 45 aos 64 anos. Inquéritos epidemiológicos sobre demências indicam prevalência de 0,18% em amostras de indivíduos brasileiros acima de 65 anos. Esses índices fazem da DFT a segunda causa mais comum de demência em indivíduos com idade inferior a 65 anos, após a doença de Alzheimer.[20]

A maioria dos casos de DFT é pré-senil, mas se reconhece atualmente que até 30% dos casos se iniciam após os 65 anos.[20]

ENVELHECENDO COM DEFICIÊNCIA INTELECTUAL

De acordo com a Organização das Nações Unidas (ONU), mais de 1 bilhão de pessoas no mundo vivem com algum tipo de deficiência, física ou intelectual, e 80% delas estão em países em desenvolvimento.[21]

Segundo a Pesquisa Nacional de Saúde (PNS) realizada em 2019, 17,3 milhões de pessoas com 2 anos ou mais de idade (8,4% dessa população) tinham alguma deficiência, e cerca de 8,5 milhões (24,8%) de idosos estavam nessa condição. Nessa população do país, aproximadamente 3,4% (ou 6,978 milhões) tinham deficiência visual; 1,1% (ou 2,3 milhões) tinham deficiência auditiva e 1,2% (ou 2,5 milhões) tinham deficiência mental ou intelectual.[22] A prevalência era de 0,8% de deficiência intelectual; 0,5% da população total tinha deficiência intelectual desde o nascimento; 0,3% a havia adquirido em função de doença ou acidente; pessoas de 60 anos ou mais apresentaram as maiores proporções de deficiência intelectual adquirida por doença ou acidente (0,8%); e 30,4% frequentavam algum serviço de reabilitação em saúde.[21]

Pessoas com deficiência são aquelas que têm impedimentos de longo prazo de natureza física, mental, intelectual ou sensorial. Apesar dos avanços ocorridos na garantia de seus direitos, elas ainda enfrentam barreiras de naturezas diversas e estão entre os grupos mais excluídos dos serviços existentes na sociedade, como saúde, educação e emprego.[21]

CONSIDERAÇÕES FINAIS

Este capítulo apresentou uma visão abrangente dos desafios enfrentados pela população idosa com deficiência intelectual. Ao explorar o processo do envelhecimento e suas interações com a deficiência intelectual, destaca-se a necessidade de uma abordagem holística para garantir o bem-estar dessas pessoas na velhice.

Nesse contexto, a promoção das capacidades funcionais emerge como um elemento crucial. Investir na manutenção e no fortalecimento das habilidades físicas, cognitivas e sociais dos adultos e idosos com deficiência intelectual é essencial para preservar sua autonomia ao longo do tempo.

Além disso, a prevenção das doenças assume um papel de destaque. A adoção de hábitos de vida saudáveis e o acesso a cuidados preventivos contribuem significativamente para minimizar as perdas funcionais e promover um envelhecimento ativo e digno.

Os dados sobre o envelhecimento com deficiência intelectual ainda são imprecisos, portanto são necessários mais estudos para melhor entendimento das particularidades dos idosos com deficiência intelectual, além da capacitação de profissionais para oferecer qualidade assistencial, por intermédio de uma equipe multiprofissional especializada, que respeita e compreende a individualidade de cada um.

REFERÊNCIAS

1. Organização Mundial da Saúde (OMS). Relatório mundial de envelhecimento e saúde. Geneva: OMS; 2015. Disponível em: https://sbgg.org.br//wp-content/uploads/2015/10/OMS-ENVELHECIMENTO-2015-port.pdf. Acesso em: 12 set. 2024.
2. Silva AS, Fassarella BPA, Faria BS, Nabbout TGME, Nabbout HGME, Avila JC. Envelhecimento populacional: realidade atual e desafios. Glob Acad Nurs. 2021;2(Suppl.3):e188.
3. Papaléo-Netto M. Tratado de gerontologia. 2.ed. São Paulo: Atheneu; 2007.
4. Pelúcio L, Dourado MCN, Quagliato LA, Nardi AE. Home care for the elderly with dementia: a systematic review. Dement Neuropsychol. 2023;17:e20220052.
5. Alves JED. Os 12 países com maior quantidade de idosos no século 21. Ecodebate. 2022 May. Disponível em: https://www.ecodebate.com.br/2023/10/23/os-12-paises-com-maior-quantidade-de-idosos-no-seculo-xxi/#:~:text=O%20mundo%20apresentou%201%2C1,milh%C3%B5es%2C%20Indon%C3%A9sia%20. Acesso em: 12 set. 2024.
6. United Nations Department of Economic and Social Affairs, Population Division. World Population Prospects 2022: Summary of Results. UN DESA/POP/2022/TR/NO. 2022;3
7. Kalache A, Kickbusch I. A global strategy for healthy ageing. World Health. 1997;(4):4-5.
8. Belasco AGS, Okuno MFP. Reality and challenges of ageing. Rev Bras Enferm. 2019;72 (Suppl.2):1-2.
9. Castro LR. Um olhar para o envelhecimento da pessoa com deficiência intelectual: autonomia e independência. Revista Mais 60. 2022;32(82). Disponível em: https://www.mpsp.mp.br/portal/page/portal/documentacao_e_divulgacao/doc_biblioteca/bibli_servicos_produtos/bibli_informativo/2022_Periodicos/Mais-60_n.82.pdf. Acesso em: 12 set. 2024.
10. Nunes JD, Saes M de O, Nunes BP, Siqueira FCV, Soares DC, Fassa MEG, et al. Indicadores de incapacidade funcional e fatores associados em idosos: estudo de base populacional em Bagé, Rio Grande do Sul. Epidemiol Serv Saúde. 2017;26(2):295-304.
11. Selau T, Silva MA, Mendonça EJ Filho, Bandeira DR. Evidências de validade e confiabilidade da Escala de Funcionamento Adaptativo para Deficiência Intelectual (AFE-DI). Psicol Refl. 2020;33:26-7.

12. Carvalho CL, Ardore M, Castro LR. Cuidadores familiares e o envelhecimento da pessoa com deficiência intelectual: implicações na prestação de cuidados. Revista Kairós Gerontologia. 2015;18(3):333-52.
13. Silva RS, Freitas TN, Araújo NFM, Araújo TWG, Silva IR. Síndrome de Down: uma revisão integrativa da literatura (2005-2020). Res Soc Dev. 2021; 10(17):e125101724409.
14. Chertkow H, Feldman HH, Jacova C, Massoud F. Definitions of dementia and predementia states in Alzheimer's disease and vascular cognitive impairment: consensus from the Canadian conference on diagnosis of dementia. Alzheimers Res Ther. 2013;5(Suppl 1):S2.
15. Husebo BS, Allore H, Achterberg W, Angeles RC, Ballard C, Bruvik FK, et al. LIVE@Home. Path: innovating the clinical pathway for home-dwelling people with dementia and their caregivers: study protocol for a mixed-method, stepped-wedge, randomized controlled. Trials. 2020;21(1):510.
16. Zanotto LF, Pivatto VA, Pinculini APG, Adami ER. Doença de Alzheimer: um estudo de caso sobre o transtorno neurocognitivo que mais afeta idosos. Rev Bras Geriatr Gerontol. 2023;26: e230012.
17. Lima Junior AA, Nóbrega AAA, Evangelista CS, Santos I, Basílio KL, Lied Neto VH. Demência vascular, o que há de novo no tratamento dessa patologia: uma revisão integrativa. Braz J Health Rev. 2023;6(2):5148-59.
18. Parmera JB, Tumas V, Ferraz HB, Spitz M, Barbosa MT, Smid J, et al. Diagnóstico e manejo da demência da doença de Parkinson e demência com corpos de Lewy: recomendações do Departamento Científico de Neurologia Cognitiva e do Envelhecimento da Academia Brasileira de Neurologia. Dement Neuropsychol. 2022;16(3):73-87.
19. Olchik MR, Ayres A, Ghisi M, Schuh AFS, Rieder CRM. The impact of cognitive performance on quality of life in individuals with Parkinson's disease. Dement Neuropsychol. 2016;10(4):303-9.
20. Souza LC de, Hosogi ML, Machado TH, Carthery-Goulart MT, Yassuda MS, Smid J, et al. Diagnóstico da demência frontotemporal: recomendações do Departamento Científico de Neurologia Cognitiva e do Envelhecimento da Academia Brasileira de Neurologia. Dement Neuropsychol. 2022;16(3):40-52.
21. Brasil. Ministério da Saúde. Biblioteca Virtual em saúde. Soluções transformadoras para o desenvolvimento inclusivo: 03/12 – Dia Internacional das Pessoas com Deficiência. Disponível em: https://bvsms.saude.gov.br/solucoes-transformadoras-para-o-desenvolvimento-inclusivo-03-12-dia-internacional-das-pessoas-com-deficiencia/. Acesso em: 12 set. 2024.
22. Instituto Brasileiro de Geografia e Estatística (IBGE). PNS 2019: país tem 17,3 milhões de pessoas com algum tipo de deficiência. 2021 Aug. Disponível em: https://agenciadenoticias.ibge.gov.br/agencia-sala-de-imprensa/2013-agencia-de-noticias/releases/31445-pns-2019-pais-tem-17-3-milhoes-de-pessoas-com-algum-tipo-de-deficiencia. Acesso em: 12 set. 2024.

SEÇÃO III

Saúde Mental e Deficiência Intelectual

Capítulo **11**

Desafios da saúde mental na deficiência intelectual

Joniel Soares Silva
Diogo Leonardo Rodrigues Monteiro das Chagas

Pontos-chave:

- Fisiopatologia: explora os mecanismos biológicos por trás da deficiência intelectual e dos transtornos mentais, incluindo fatores genéticos e neuroquímicos.
- Apresentação clínica e cuidados médicos: descreve os sintomas clínicos e o manejo médico de pessoas com deficiência intelectual e transtornos mentais.
- Processo diagnóstico e testes psicométricos: detalha os procedimentos para diagnosticar essas condições, incluindo entrevistas clínicas e testes psicológicos.
- Classificação de gravidade: considera a funcionalidade e o impacto na vida diária para classificar a gravidade dessas condições.
- Investigação médica e diagnóstico diferencial: examina os exames e procedimentos necessários para investigar causas subjacentes e diferenciar entre diferentes condições.
- Tratamento: revisa opções de tratamento, como intervenções farmacológicas e terapias comportamentais.
- Cuidados em consultório médico: oferece orientações para fornecer cuidados médicos adequados, considerando as necessidades específicas dos pacientes.
- Transtornos mentais: explora os transtornos mentais comuns associados, como transtorno de déficit de atenção e hiperatividade, transtorno bipolar, transtorno depressivo maior, entre outros.

INTRODUÇÃO

A deficiência intelectual e os transtornos mentais são condições neuropsiquiátricas diferentes, mas que frequentemente podem ser encontradas em conjunto em um mesmo indivíduo.[1] O conhecimento adequado a respeito dessas condições é importante para o correto diagnóstico e tratamento a ser ofertado a esses pacientes.

Para efeitos práticos, neste capítulo será adotada a definição do Manual Diagnóstico e Estatísticos de Transtornos Mentais, em sua versão mais atual, a 5ª edição (DSM-V).

Transtorno mental é "uma síndrome caracterizada por perturbação clinicamente significativa na cognição, na regulação emocional ou no comportamento de um indivíduo que reflete uma disfunção nos processos psicológicos, biológicos ou de desenvolvimento subjacentes ao funcionamento".[2]

Segundo o DSM-V, o conceito de transtorno metal é amplo e permite a presença de um conjunto de sinais e sintomas (esse é o significado do termo "síndrome") relacionados ao mau funcionamento não apenas do domínio cognitivo, mas de vários outros domínios da mente, tais como socialização, linguagem, concentração, sono, equilíbrio emocional, entre outros.

FISIOPATOLOGIA

A maneira como os agentes causais determinam ou contribuem para a existência dos transtornos mentais costuma ser representada em uma hipótese epigenética.[3]

O modelo mais aceito destaca a presença de pequenas variações genéticas entre os indivíduos, muitas vezes herdadas de seus familiares, que constituem uma base genética. Essa base genética é o que define as pequenas diferenças que existem entre todos os indivíduos, tais como a altura ou a cor dos olhos. Também é essa mesma base genética que pode contribuir para um certo indivíduo ter mais propensão a desenvolver um quadro depressivo, por exemplo.[4]

A essa base genética serão somados fatores externos, das mais variadas naturezas. Alguns desses fatores podem ser expostos ao indivíduo ainda dentro do útero materno, tais como o álcool. Alguns aspectos podem se fazer presentes logo ao nascimento, como a falta de oxigenação cerebral adequada em um parto laborioso. Outros fatores ainda atuarão apenas ao longo do curso da vida, como experiências e emoções cotidianas.[5]

A soma da base genética com os fatores externos influenciará fortemente a existência, duração e/ou recuperação dos transtornos mentais. Vale destacar que os diferentes transtornos mentais têm graus diferentes de contribuição entre a base genética e os fatores externos.[5]

Em alguns indivíduos com transtornos do humor, os fatores externos podem ser os maiores contribuintes para o resultado final. Segundo a Associação Americana de Psiquiatria (APA),[6] em pessoas com transtorno do espectro do autismo (TEA) a base genética costuma ser a principal contribuinte para a instalação do quadro. A título de exemplificação, o TEA será tomado para uma caracterização mais detalhada.

Com base nos aspectos conceituais da APA,[6] o TEA representa um transtorno do neurodesenvolvimento que acomete mais frequentemente meninos (70 a 80% dos casos) e determina graus variados de limitação na capacidade de comunicação e de interação social. Ainda existem algumas dúvidas e correlações a serem feitas no mapa etiológico do TEA, porém é absolutamente consensual o grande papel da genética na determinação desse transtorno.

Estima-se que ao menos 90% da gênese do autismo passa pela apresentação de um conjunto de determinantes genéticos, entre mutações graves e polimorfismos. Essa informação é facilmente verificável ao observar que irmãos de pacientes com TEA têm maior probabilidade de serem também diagnosticados. Atualmente a chance estimada de uma criança desenvolver TEA é de cerca de 2,7%. Irmãos não gemelares partem de um risco estimado de 4%, podendo chegar a 30% em situações específicas. Irmãos gemelares univitelínicos compartilham uma probabilidade de 50 a 70% de ambos serem diagnosticados com TEA caso o primeiro receba o diagnóstico. Outros fatores exógenos contribuem para o aumento da probabilidade de desenvolvimento de TEA, tais como anóxia neonatal ou ganho excessivo de peso na gestação. Não bastasse a interação desses fatores, somam-se ainda as experiências de vida e oportunidades de estimulação, que podem agravar (a exemplo do uso precoce e excessivo de telas) ou atenuar (a exemplo do tratamento multiprofissional precoce) as limitações no desenvolvimento da comunicação social.

APRESENTAÇÃO CLÍNICA E CUIDADOS MÉDICOS

Deficiência intelectual

Apresentação clínica

A deficiência intelectual não costuma ser perceptível ao nascimento. Ao passo que outros marcos do desenvolvimento neurológico podem ser aferidos desde os primeiros dias de vida, a habilidade cognitiva começa a ser mais perceptível entre 8 meses e 2 anos de idade.[7]

Da mesma forma, os outros pilares do desenvolvimento neurológico atingem seu ápice logo na infância. Observe que não há grandes diferenças funcionais entre a motricidade de uma criança de 6 anos e de um adulto de 20 anos. Isso não acontece em relação ao desenvolvimento intelectual. Quanto maior o avançar da idade, espera-se um acréscimo significativo das habilidades cognitivas acadêmicas e adaptativas. O ápice das habilidades cognitivas será atingido apenas na maturidade.[8]

O efeito prático desse fato é que um paciente portador de deficiência intelectual tende a ter sua inabilidade percebida de modo mais tardio do que portadores de deficiências motoras ou sociais/linguísticas. Não apenas isso, mas a diferença entre pessoas com deficiência intelectual e pessoas com cognição adequada tende a ser cada vez maior caso não haja intervenção.

Os primeiros sinais de deficiência intelectual são atrasos no desenvolvimento adaptativo. Essas crianças parecem necessitar de mais empenho de seus cuidadores a fim de adquirirem autonomia e aprenderem coisas do dia a dia.[9] É como se os pais tivessem de demonstrar mais vezes o que a criança precisa aprender para que ela finalmente consiga. A começar pela linguagem, essas crianças podem demorar a emitir as primeiras palavras e exibir um vocabulário menor do que outras crianças da mesma idade. Outros aprendizados não acadêmicos também podem ocorrer de forma mais tardia, a exemplo da noção de quantidade e do reconhecimento das cores.

Ao adentrar no ambiente escolar, as dificuldades tornam-se mais visíveis. Surgem as dificuldades no aprendizado acadêmico. Frequentemente necessitam de apoio pedagógico e adaptação escolar.[10] Esse costuma ser um momento crítico, até mesmo para portadores de deficiência intelectual leve. Também é nesse momento que os transtornos mentais associados frequentemente se manifestam conjuntamente à deficiência cognitiva ou mesmo como consequência do sofrimento emocional.

Na vida adulta existe maior heterogeneidade de contextos nos quais os pacientes podem estar inseridos, e o impacto da deficiência intelectual depende de cada um desses contextos específicos.[11] Pessoas com deficiência intelectual podem ter muita dificuldade em atividades laborais de maior demanda e que exijam flexibilidade e adaptação rápida. Atividades criativas são exemplos de grandes desafios. Em contrapartida, atividades com maior grau de repetição e previsibilidade favorecem uma adaptação mais simples.[12]

Uma das características mais frequentes e marcantes das pessoas com deficiência intelectual é a imaturidade emocional. Elas podem ser vítimas de golpes ou abusos com mais frequência. E, ainda que inseridas em um contexto familiar saudável, os relacionamentos interpessoais podem ser dificultados e exigir maior suporte e adequação por parte do outro.[13]

Os idosos com deficiência intelectual podem experimentar um cenário ainda mais desafiador. O quadro inicial pode ser sobreposto por um processo demencial ou por limitações físicas.

Processo diagnóstico

O diagnóstico de deficiência intelectual é baseado principalmente em dados clínicos e não costuma trazer maiores dificuldades ao profissional experiente. Antes mesmo de coletar dados específicos do comportamento do paciente, é possível elevar ou reduzir o grau de suspeição ao analisar as características familiares, possivelmente hereditárias, e as condições relacionadas à gestação e ao parto. Frequentemente se encontra um contexto favorável ao surgimento de um quadro de deficiência intelectual, com casos semelhantes em outros familiares e/ou relato específico de agente agressor ao desenvolvimento neurológico durante o período de maior vulnerabilidade.

Os sinais clínicos mais frequentemente apresentados pelo paciente são as falhas no desenvolvimento acadêmico, ainda que as perguntas feitas pelo examinador estejam adequadas às oportunidades de aprendizado do paciente. Comparar o aprendizado do paciente com o de seus pares, em geral expostos às mesmas oportunidades acadêmicas, auxilia o entrevistador a ter expectativas mais ajustadas ao ambiente de ensino específico do entrevistado.

A presença de dificuldades no aprendizado acadêmico não é suficiente para estabelecer o diagnóstico de deficiência intelectual. É necessário que também haja dificuldade no aprendizado adaptativo, ou seja, no aprendizado cotidiano.[14] A existência de limitações acadêmicas sem limitações adaptativas aponta para transtornos específicos do aprendizado, tais como dislexia e discalculia, ou ainda para o transtorno de déficit de atenção e hiperatividade (TDAH).[15]

Os sinais mais importantes para estabelecer o diagnóstico de deficiência intelectual, ainda que mais difíceis de serem aferidos, são as limitações no aprendizado adaptativo. Pacientes com prejuízos mais graves podem exibir dificuldades com conceitos que não exigem grande empenho para o aprendizado, tais como os conceitos de "grande ou pequeno", "duro ou mole", entre outros. Pacientes com prejuízos mais leves podem exibir dificuldades para descrever passo a passo atividades como arrumar a cama ou cozinhar um ovo.

Pacientes que demonstram apenas atrasos no desenvolvimento adaptativo ainda não podem ser diagnosticados com deficiência intelectual.[16] Pacientes com TEA podem apresentar uma visível imaturidade emocional associada a limitações cotidianas sociais e em autonomia, mas ao mesmo tempo podem ser alunos com ótimas notas. Pacientes com paralisia cerebral podem ter grande dificuldade para executar a ação de amarrar o cadarço do calçado e abotoar a camisa, sem necessariamente exibir dificuldades escolares.

Um paciente que tem dificuldades acadêmicas e adaptativas ainda não pode fechar o diagnóstico de deficiência intelectual. É importante destacar que o quadro precisa ter início na infância. Por vezes, quando a deficiência intelectual é leve, torna-se difícil suspeitar do diagnóstico ainda na infância. O paciente pode conviver com essa deficiência por anos e receber o diagnóstico apenas na vida adulta, mas a coleta de um histórico cuidadoso sempre deve demonstrar o início dos sintomas ainda nas fases de desenvolvimento infantil.

Um paciente previamente saudável e que em dado momento da vida começa a apresentar um *status* cognitivo reduzido precisa realizar uma investigação diagnóstica mais ampla e detalhada para excluir outras possibilidades diagnósticas, a exemplo de intoxicações ou dos processos demenciais.

Existem várias fontes que propõem diferentes critérios diagnósticos a serem utilizados como base no diagnóstico clínico. Não há muita discordância entre as informações básicas nessas diferentes propostas. Neste capítulo, será adotado o critério diagnóstico proposto pelo DSM-V, por ser o mais utilizado na prática clínica. A esse ponto da leitura o leitor já os conhece, mas será útil visualizá-los (Quadro 1).

Quadro 1 Critérios diagnósticos para deficiência intelectual segundo o DSM-V

Deficiência intelectual (transtorno do desenvolvimento intelectual) é um transtorno com início no período do desenvolvimento que inclui déficits funcionais, tanto intelectuais quanto adaptativos, nos domínios conceitual, social e prático. Os três critérios a seguir devem ser preenchidos:

A. Déficits em funções intelectuais como raciocínio, solução de problemas, planejamento, pensamento abstrato, juízo, aprendizagem acadêmica e aprendizagem pela experiência confirmados tanto pela avaliação clínica quanto por testes de inteligência padronizados e individualizados.

B. Déficits em funções adaptativas que resultam em fracasso para atingir padrões de desenvolvimento e socioculturais em relação à independência pessoal e à responsabilidade social. Sem apoio continuado, os déficits de adaptação limitam o funcionamento em uma ou mais atividades diárias, como comunicação, participação social e vida independente, e em múltiplos ambientes, como em casa, na escola, no local de trabalho e na comunidade.

C. Início dos déficits intelectuais e adaptativos durante o período do desenvolvimento.

Fonte: adaptado de APA, 2013.[2]

Vale destacar que o diagnóstico é uma prerrogativa do profissional assistente e que os manuais funcionam como base teórica para o conhecimento. Muitas vezes essa base teórica pressupõe uma situação difícil de encontrar na prática.

Observe que a aplicação dos critérios diagnósticos conforme orientado pelo DSM-V exige a aplicação de "testes de inteligência padronizados e individualizados". Esses testes, sem dúvida alguma, são extremamente úteis e de grande valia, porém costumam ter custo elevado e exigem a aplicação por profissional treinado especificamente para esse fim. Esses fatos podem dificultar a aplicação dos testes para alguns pacientes.

Testes psicométricos

Os testes psicométricos são as ferramentas que buscam aferir quantitativamente o desenvolvimento intelectual, auxiliando sobremaneira no diagnóstico e na classificação da gravidade. Esses testes são abordados com mais detalhes em outro capítulo.

Classificação de gravidade

A maneira mais comum de classificar a deficiência intelectual é baseada no modelo proposto pela edição mais recente da Classificação Internacional de Doenças (CID -11). O modelo é baseado nos valores do quociente de inteligência (QI) aferidos nos testes psicométricos (Quadro 2).

Quadro 2 Classificação de gravidade da deficiência intelectual segundo o QI

Classificação	QI	CID-10	CID-11
DI leve	69-50	F 70	6A00.0
DI moderada	49-35	F 71	6A00.1
DI severa	34-20	F 72	6A00.2
DI profunda	Inferior a 20	F 73	6A00.3

CID: Classificação Internacional de Doenças; DI: deficiência intelectual; QI: quociente de inteligência.

Investigação médica e diagnóstico diferencial

O diagnóstico é, de fato, deficiência intelectual. Mas e agora? Ainda há algo a ser investigado e esclarecido? A resposta é sim. O processo de investigação diagnóstica pode ser ricamente detalhado e até mesmo chegar ao nível de observação de uma fração do DNA. Pode-se investigar, por exemplo:

- Qual o agente etiológico que resultou em dano ao desenvolvimento?
- Qual a razão de ter acometido justamente esse paciente?
- Qual a chance de recorrer a outro paciente?

As perguntas possíveis são inúmeras. Neste momento será adotado como guia o Protocolo para Diagnóstico Etiológico da Deficiência Intelectual, aprovado pelo Ministério da Saúde em 2020.

Investigação diagnóstica

O primeiro fato a evidenciar é que em até metade dos casos a investigação pormenorizada é inconclusiva. Além disso, a realização de um protocolo completo de investigação costuma ter custo elevado e ser pouco disponível. Por fim, ainda que um agente causal seja atribuído à gênese da deficiência intelectual, essa descoberta frequentemente não afeta de forma significativa o plano terapêutico proposto inicialmente, antes da determinação do agente causal. Esses fatos costumam desmotivar pacientes e profissionais a realizar uma investigação etiológica.

Mas existem, sim, algumas boas razões para realizar a investigação médica com rigor. A definição do agente etiológico contribui para um prognóstico mais específico. Muitas causas determinam não apenas a deficiência intelectual, mas também uma série de sinais e sintomas por todo o corpo. Também pode contribuir para o aconselhamento genético e permitir o cálculo estimado da chance de recorrência familiar.

De forma resumida, além da coleta detalhada dos dados clínicos, deve-se realizar:

- Ressonância magnética de encéfalo: deve ser indicada em pacientes com alteração no perímetro craniano, convulsões e na presença de alterações motoras.
- Exames metabólicos: devem ser solicitados quando existe perda progressiva de habilidades já adquiridas anteriormente, parentesco entre os pais, aumento do volume hepático e outros sinais incomuns.

- Exames genéticos: devem ser solicitados quando o paciente apresentar sinais físicos compatíveis com síndromes genéticas específicas. Exames de investigação mais ampla, tais como exoma e/ou hibridização genômica em *arrays*, podem ser solicitados, especialmente em casos de deficiência intelectual severa ou profunda.

Tratamento

O quadro de deficiência intelectual frequentemente resulta de um dano que ocorreu em um momento passado ou que, ainda que presente, não pode ser modificado. Por essa razão o tratamento da deficiência intelectual não costuma restaurar a completa plenitude do funcionamento cerebral. O objetivo passa a ser o de criar novas conexões, capazes de compensar funcionalmente as áreas danificadas (plasticidade cerebral).

Em outras palavras, não há tratamento medicamentoso que aumente diretamente os níveis de inteligência acadêmica ou adaptativa. A base do tratamento é a estimulação multiprofissional.

Cuidados em consultório médico

Ao logo da vida, o paciente com deficiência intelectual pode apresentar comorbidades que se beneficiam sobremaneira do tratamento medicamentoso. Algumas dessas situações são:

- Epilepsia: o quadro de crises epilépticas frequentemente acompanha pacientes com deficiência intelectual e representa um desafio adicional. A presença de novas crises, ou ainda as medicações que as tratam, podem piorar a limitação cognitiva do paciente. Além disso, o próprio evento epiléptico em si pode aumentar o risco de morte ou dano físico. O tratamento é feito com drogas antiepilépticas, dietas ou intervenções cirúrgicas.
- Crises de irritabilidade e/ou agressividade: pacientes com deficiência intelectual podem apresentar um humor basal ríspido, irritável, com baixo limiar de frustração, mesmo que outras causas possam ser descartadas. O uso de medicações como risperidona, aripiprazol, haloperidol e olanzapina pode ser indicado.
- TEA, TDAH, transtornos do humor e transtorno do sono: cada um desses transtornos será abordado individualmente a seguir.

TRANSTORNOS MENTAIS

Indivíduos portadores de deficiência intelectual (ou transtorno do desenvolvimento intelectual) apresentam incidência mais elevada de comorbidades psiquiátricas que a população em geral. Essa incidência parece aumentar de acordo com a gravidade do transtorno. No entanto, o diagnóstico de sintomas psicopatológicos pode ser desafiador, devido ao comprometimento dos pacientes em referir e conseguir explicar tais sintomas.

Os transtornos mentais e do neurodesenvolvimento que mais ocorrem em comorbidade com deficiência intelectual são TDAH, transtornos de humor bipolar e depressivo, transtornos de ansiedade, TEA, esquizofrenia, transtornos alimentares e transtornos do sono.

Transtorno do déficit de atenção com hiperatividade

A prevalência de TDAH em portadores de deficiência intelectual é maior que na população geral. Segundo alguns estudos, a prevalência pode chegar a 20% nessa parcela da população.[17]

O TDAH é um transtorno do neurodesenvolvimento caracterizado por um padrão persistente de desatenção, hiperatividade e impulsividade, com início na infância, levando a prejuízo clinicamente significativo.[18]

Apesar da elevada prevalência, o TDAH continua a ser subdiagnosticado em pessoas com deficiência intelectual, devido a dificuldades de comunicação do paciente em expressar os sintomas, a outros transtornos de neurodesenvolvimento comórbidos e à dificuldade de atribuir os sintomas de desatenção e hiperatividade ao TDAH ou à deficiência intelectual. Não obstante, o correto diagnóstico é importante tanto para melhorar a qualidade de vida quanto para evitar o uso desnecessário de psicotrópicos.

A primeira e principal característica é o déficit de atenção. Pessoas com TDAH não são pessoas sem atenção; na verdade o que ocorre é uma inabilidade de gerenciar e alterar racionalmente os dois modos básicos de atenção presentes nos seres humanos.[19]

Na prática, são pessoas que não conseguem sair do modo "atenção de vigília" para o modo "atenção concentrada". Elas estão alertas a todas as coisas ao mesmo tempo, mas não conseguem por vontade própria focar uma coisa só. Curiosamente, conseguem ativar o modo de "atenção concentrada" mais frequentemente por gatilhos emocionais relacionados ao prazer ou ao medo. Por isso podem passar horas concentradas em atividades de que gostem. O efeito prático desse comportamento é causar nos outros a ideia de desinteresse, preguiça ou "falta de memória" seletiva para coisas que não lhe interessam.

A segunda característica do TDAH pode ou não estar presente e é a hiperatividade.[17] Isso implica dizer que pessoas com TDAH podem exibir altos níveis de energia e frequente movimentação. Em algumas situações, podem parecer desrespeitosas ou exibir impaciência por terem dificuldade em ficar paradas. A consequência prática mais comum é que as outras pessoas, especialmente os cuidadores, podem se sentir cansados na presença do portador de TDAH.

A terceira característica do TDAH, também não obrigatória, é a impulsividade,[17] demonstrando que pessoas com TDAH tendem a agir por impulso antes de executarem uma ação. A consequência prática disso é o maior índice de erros por descuido e, muitas vezes, tornarem-se inconvenientes (a exemplo de falar coisas em momentos inadequados).

O diagnóstico de TDAH é puramente clínico e baseado em critérios definidos do DSM-V, com base em uma adequada coleta de informações. Relatórios de observações em diversos ambientes podem ser úteis. Na prática, não há nenhum exame complementar que possa ajudar a diagnosticar o TDAH. Caso seja realizada uma investigação diagnóstica, o objetivo principal será descartar outras patologias, tais como alterações hormonais e em níveis de ferritina.

Transtorno de humor bipolar e transtorno depressivo maior

O transtorno de humor bipolar tem prevalência estimada em 2,3% em população com deficiência intelectual, enquanto a do transtorno depressivo maior varia entre 2,2 e 15,8%.[20]

O diagnóstico de transtornos de humor em pacientes com deficiência intelectual de graus moderado a grave pode ser difícil, pois o exame do estado mental depende muito do relato da conversação. Relatos de comportamento do paciente por familiares e cuidadores podem ajudar a identificar mudanças patológicas de humor.[21]

Alterações como desinibição, aumento da libido, agitação psicomotora, redução da necessidade de sono, agressividade e incapacidade de entender regras e limites anteriormente seguidos, podem ser indicativos, em um indivíduo eutímico, de quadro de mania ou hipomania.[21] Do mesmo modo, mudanças no padrão de apetite, perturbação no sono, observação de redução da psicomotricidade, redução dos interesses e autoagressividade podem sinalizar um quadro depressivo uni ou bipolar.

Transtornos de ansiedade

Estima-se que a prevalência de transtornos de ansiedade seja de 3,8 a 17,4%. Essa prevalência pode ser maior devido às dificuldades de diagnóstico inerentes a essa população.[22] Enquanto pacientes portadores de deficiência intelectual leve podem conseguir relatar suas preocupações e expressar sua sensação de tensão, identificar sintomas ansiosos naqueles com graus moderado a grave requer maior observação em relação a seus comportamentos, que podem variar entre agitação psicomotora, reação de evitação, choro, paralisia e expressão facial de medo e angústia.

Transtorno obsessivo-compulsivo

A prevalência de transtorno obsessivo-compulsivo (TOC) em pacientes com deficiência intelectual parece ser menor que na população geral, mas, novamente, dificuldades no exame do estado mental podem levar ao subdiagnóstico. Sintomas obsessivo-compulsivos estão associados à expressão fenotípica de determinadas síndromes, como síndrome de Down e de Prader-Willi.[23]

Devido à complexidade em definir os pensamentos obsessivos como egodistônicos ou excessivos e absurdos, a observação de execução de rituais e compulsões é mais utilizada para fins de diagnóstico do que conflitos internos e ansiedade, devido às limitações cognitivas desses pacientes.

Transtorno do espectro do autismo

Barret et al. constataram haver relação entre a prevalência de TEA e deficiência intelectual, sendo maior a chance de TEA quanto menor o QI, principalmente o QI verbal. As alterações e prejuízos clinicamente significativos de interação social, comunicação e padrões rígidos e específicos de atividade, assim como uma hipersensibilidade sensorial, podem favorecer o diagnóstico comórbido entre as duas condições.[24]

Assim como a deficiência intelectual, o TEA representa uma alteração no neurodesenvolvimento e é perceptível desde a primeira infância. É comum que pacientes portadores de TEA sejam erroneamente confundidos com pacientes com deficiência intelectual.[25]

A diferença básica está no fato de que a principal limitação encontrada em pacientes com TEA não pode ser intelectual. A principal dificuldade desses pacientes está, necessariamente, na sua inabilidade de estabelecer e manter uma comunicação social fluida.[26]

É interessante observar que tanto pacientes com deficiência intelectual como pacientes com TEA podem apresentar padrões repetitivos de comportamento (estereotipias) e alterações sensoriais, mas no caso de pacientes com TEA esses achados são mais frequentes e, inclusive, são critérios para o diagnóstico desse transtorno.[27]

Alguns portadores de TEA podem ter capacidade intelectual geral acima da média, ou ainda exibir marcantes habilidades apenas em áreas específicas de seu interesse. Em situações como essa se torna clara uma desproporção entre subáreas do desenvolvimento intelectual ou ainda uma desproporção entre a maturidade emocional (reduzida) e a habilidade cognitiva (normal ou aumentada). Contudo, o mais frequente é que pacientes com TEA tenham níveis reduzidos de inteligência, mas nunca a ponto de ser sua principal característica.[28]

O diagnóstico de TEA é puramente clínico e baseado em critérios definidos no DSM-V, com base na adequada coleta de informações. Relatórios de observações em diversos ambientes podem ser úteis. Na prática, não há nenhum exame complementar que possa ajudar a diagnosticar o TEA.[29]

Existem recomendações para a execução de teste audiométrico em todos os pacientes, mas a diferenciação de TEA e hipoacusia não costuma ser difícil.[30] Em casos de TEA severo e especialmente na presença de dismorfias, é recomendado proceder a investigação mais aprofundada, incluindo a realização de ressonância cerebral e de exames genéticos.

Esquizofrenia

O diagnóstico de transtornos do espectro da esquizofrenia é até três vezes mais comum em pessoas com deficiência intelectual do que na população geral. Embora possa ser mais difícil realizar o diagnóstico de esquizofrenia em pacientes com deficiência intelectual, principalmente nos casos de maior gravidade, a observação das alterações comportamentais que não faziam parte do funcionamento do indivíduo anteriormente pode ser útil para uma investigação mais detalhada.[31]

Comportamentos como atitude de perplexidade, medo de estar com pessoas que fazem parte do círculo social do paciente, comportamento desafiador ou desorganizado, sintomas negativos (apatia, anedonia) são comuns, e os delírios não são tão complexos e sistematizados, devido ao pensamento mais concreto presente nesses pacientes.[31]

Transtornos alimentares

A prevalência de transtornos alimentares aumenta de acordo com a gravidade da deficiência intelectual, com estimativas entre 30 e 80%, nos casos de deficiência intelectual grave e profunda. Entre os distúrbios mais comuns se encontram seletividade alimentar, hiper/hipofagia, pica, ruminação, além de deficiência de habilidades motoras para alimentação.[32]

A elevada ocorrência desses transtornos nessa população demanda a elaboração de estratégias precoces por equipe multiprofissional, para promover a autonomia e minimizar riscos de intoxicação (pica), broncoaspiração (ruminação), subnutrição ou piora do perfil metabólico.[33]

Transtornos do sono

Pacientes com deficiência intelectual têm maior probabilidade de apresentarem transtorno do sono. O sono humano é um conjunto arquitetado de eventos cerebrais que precisa acontecer em ordem, qualidade e tempo adequados.[34] As várias disfunções cerebrais presentes em pacientes com deficiência intelectual podem afetar essa arquitetura. A esse fato somam-se as mudanças que naturalmente ocorrem no sono ao longo dos anos de vida, especialmente no envelhecimento.[35]

O transtorno do sono mais comumente observado em pacientes portadores de deficiência intelectual é a insônia. Pode haver demora para iniciar o sono, redução do tempo total de sono ou ainda facilidade para despertar durante a noite.[36]

Outros transtornos podem passar despercebidos, como a apneia obstrutiva do sono, causando grande perda de qualidade de vida de forma oculta. É possível, especialmente em idosos, a presença de alteração do ciclo circadiano relacionados à produção de melatonina, resultando em antecipação do sono e do despertar.[37] Podem ainda ocorrer outras alterações que geram grande apreensão aos familiares e cuidadores, tais como o despertar confusional, situação na qual o paciente parece estar acordado e confuso.

A presença de transtornos do sono contribui adicionalmente para dificultar o processo de aquisição de novas habilidades cognitivas, pois durante o sono ocorrem etapas fundamentais para a consolidação da memória. Pode ainda aumentar a probabilidade de desenvolvimento de transtornos do humor e causar grande impacto na qualidade de vida dos cuidadores e familiares.[38]

O diagnóstico dos transtornos do sono exige avaliação médica especializada, na qual geralmente é solicitada a execução de exames complementares, em especial a polissonografia.

CONSIDERAÇÕES FINAIS

A conclusão deste capítulo sobre deficiência intelectual e transtornos mentais destaca a complexidade dessas condições e a importância de uma abordagem abrangente e multidisciplinar para avaliação e tratamento. Ao explorar a fisiopatologia, compreendem-se os mecanismos biológicos subjacentes, incluindo fatores genéticos e neuroquímicos, que contribuem para essas condições. Isso ressalta a necessidade de uma avaliação cuidadosa e individualizada, levando em consideração não apenas os sintomas clínicos, mas também o histórico médico e familiar do paciente.

O processo diagnóstico e os testes psicométricos são fundamentais para identificar e diferenciar entre as diversas condições que podem coexistir com a deficiência intelectual. A classificação de gravidade, baseada na funcionalidade e no impacto na vida diária, ajuda a guiar o plano de tratamento e suporte para cada indivíduo.

A investigação médica e o diagnóstico diferencial são cruciais para compreender as causas subjacentes e garantir um manejo adequado. Isso inclui a consideração dos transtornos mentais comuns associados, como TDAH, transtorno bipolar e transtorno depressivo maior.

O tratamento deve ser individualizado e pode incluir intervenções farmacológicas, terapias comportamentais e suporte psicossocial. Além disso, é essencial fornecer cuidados médicos adequados, adaptados às necessidades específicas dos pacientes, com ênfase na comunicação eficaz e no envolvimento da família e cuidadores.

Em resumo, o cuidado de indivíduos com deficiência intelectual e transtornos mentais requer uma abordagem holística, centrada no paciente e colaborativa entre profissionais de saúde, visando melhorar a qualidade de vida e o bem-estar desses indivíduos.

REFERÊNCIAS

1. Forrest M, Parnell E, Penzes P. Dendritic structural plasticity and neuropsychiatric disease. Nat Rev Neurosci. 2018;19:215-34.
2. American Psychiatric Association (APA). Diagnostic and Statistical Manual of Mental Disorders (5th edition). Washington, DC, 2013.
3. Uher R, Zwicker A. Etiology in psychiatry: embracing the reality of poly-gene-environmental causation of mental illness. World Psychiatry. 2017;16(2):121-9.
4. Jackson M, Marks L, May GHW, Wilson JB. The genetic basis of disease. Essays Biochem. 2018;62(5):643-723.
5. Andreassen OA, Hindley GFL, Frei O, Smeland OB. New insights from the last decade of research in psychiatric genetics: discoveries, challenges and clinical implications. World Psychiatry. 2023;22(1):4-24.
6. American Psychiatric Association (APA). Neurodevelopmental disorders. In: Diagnostic and Statistical Manual of Mental Disorders (5th edition, text revision). 2022.
7. Duarte RCB. Deficiência intelectual na criança. Resid Pediatr. 2018;8(0 Supl.1):17-25.
8. Hurley AD. Mood disorders in intellectual disability. Curr Opin Psychiatry. 2006;19(5):465-9.
9. Rezaei M, Rashedi V, Gharib M, Lotfi G. Prevalence of feeding problems in children with intellectual disability. Iran Rehabil J. 2011;9:56-9.
10. Maenner MJ, Warren Z, Williams AR, Amoakohene E, Bakian AV, Bilder DA, et al. Prevalence and characteristics of autism spectrum disorder among children aged 8 years – Autism and Developmental Disabilities Monitoring Network, 11 Sites, United States, 2020. MMWR Surveill Summ. 2023;72(No. SS-2):1-14.
11. Perkins EA, Moran JA. Aging adults with intellectual disabilities. JAMA. 2010;304(1):91-2.
12. Pereira-Silva NL, Furtado AV, Andrade JFCM. Inclusão no trabalho sob a ótica de pessoas com deficiência intelectual. Temas Psicol. 2018;26(2):1003-16.
13. Vandevelde S, Morisse F, Došen A, Poppe L, Jonckheere B, Hove GV, et al. The Scale for Emotional Development-Revised (SED-R) for persons with intellectual disabilities and mental health problems: development, description, and reliability. Int J Dev Disabil. 2016;62(1):11-23.
14. Roberts CA, Saliba EH, Stewart EM. Expanding science learning for students with complex support needs: a case study. Remedial and Special Education. 2024.
15. Peters L, Ansari D. Are specific learning disorders truly specific, and are they disorders? Trends Neurosci Educ. 2019;17:100115.
16. Rinaldi P, Bello A, Simonelli I, Caselli MC. Is specific learning disorder predicted by developmental language disorder? Evidence from a follow-up study on Italian children. Brain Sci. 2023;13(4):701.
17. Sawhney I, Perera B, Bassett P, Zia A, Alexander RT, Shankar R. Attention-deficit hyperactivity disorder in people with intellectual disability: statistical approach to developing a bespoke screening tool. BJPsych Open. 2021;7(6):e187.
18. Arias VB, Aguayo V, Navas P. Validity of DSM-5 oppositional defiant disorder symptoms in children with intellectual disability. Int J Environ Res Public Health. 2021;18(4):1977.

19. Landgren V, Hedman E, Lindblad I, Gillberg C, Fernell E. Adult psychiatric and psychosocial outcomes of children with mild intellectual disability: a register follow-up of a population-based cohort. J Intellect Disabil Res. 2023;68(1):34-44.
20. Kaplan BJ, Sadock VA. Compêndio de psiquiatria. 11.ed. Porto Alegre: Artmed; 2017. p.1119-37.
21. Zhang W, Zhu N, Lai J, Liu J, Ng CH, Chen J, et al. Reliability and validity of THINC-it in evaluating cognitive function of patients with bipolar depression. Neuropsychiatr Dis Treat. 2020;16:2419-28.
22. Cooray S, Hiremath A. Anxiety and related disorders in people with intellectual disability. In: Oxford textbook of the psychiatry of intellectual disability. Oxford University Press; 2020.
23. Gautam P, Bhatia MS. Obsessive compulsive disorder with intellectual disability: a diagnostic and therapeutic challenge. J Clin Diagn Res. 2015.
24. Barret M, Brugha TS. Autism spectrum disorder. In: Oxford textbook of the psychiatry of intellectual disability. Oxford University Press; 2020.
25. Hirota T, King BH. Autism spectrum disorder: a review. JAMA. 2023;329(2):157-68.
26. Anagnostou E. Clinical trials in autism spectrum disorder: evidence, challenges and future directions. Curr Opin Neurol. 2018;31(2):119-25.
27. Christensen DL, Maenner MJ, Bilder D, Constantino JN, Daniels J, Durkin MS, et al. Prevalence and characteristics of autism spectrum disorder among children aged 4 years – Early Autism and Developmental Disabilities Monitoring Network, Seven Sites, United States, 2010, 2012, and 2014. MMWR Surveill Summ. 2019;68(2):1-19.
28. Brignell A, Harwood RC, May T, Woolfenden S, Montgomery A, Iorio A, et al. Overall prognosis of preschool autism spectrum disorder diagnoses. Cochrane Database Syst Rev. 2022;9(9):CD012749.
29. Randall M, Egberts KJ, Samtani A, Scholten RJ, Hooft L, Livingstone N, et al. Diagnostic tests for autism spectrum disorder (ASD) in preschool children. Cochrane Database Syst Rev. 2018;7(7):CD009044.
30. de Vaan G, Vervloed M, Peters-Scheffer NC, van Gent T, Knoors H, Verhoeven L. Behavioural assessment of autism spectrum disorders in people with multiple disabilities. J Intellect Disabil Res. 2016;60(2):101-12.
31. Humphries L, Michael D, Hassiotis A. Schizophrenia and related psychoses in people with intellectual disability. In: Oxford textbook of the psychiatry of intellectual disability. Oxford University Press; 2020.
32. Byrne SM, Fursland A. New understandings meet old treatments: putting a contemporary face on established protocols. J Eat Disord. 2024;12(1).
33. Brown CM, Stokes MA. Intersection of eating disorders and the female profile of autism. Child Adolesc Psychiatr Clin N A. 2020;43(4):735-43.
34. Jallouli S, Ghroubi S, Sakka S, Dhia IB, Damak M, Yahia A, et al. Effects of nighttime melatonin ingestion on dynamic postural balance and muscle strength the following morning in people living with multiple sclerosis: a preliminary study. Clin Neurol Neurosurg. 2024;238:108165.
35. Akter R, Rahman MH. Autism spectrum disorder relationship between sleep and behavior: the effect of sleep variability exploration. In: Autism Spectrum Disorder and Alzheimer's Disease. 2022; p.283-99.
36. Leu RM. Melatonin, sleep in children with neurodevelopmental disabilities. 2018. In: Neurodevelopmental disabilities. p.339-50.
37. Renaud J, Dumont F, Khelfaoui M, Foisset SR, Letourneur F, Bienvenu T, et al. Identification of intellectual disability genes showing circadian clock-dependent expression in the mouse hippocampus. Neuroscience. 2015;308:11-50.
38. Bramble D, Kiani R. Sleep disorders. In: The Frith prescribing guidelines for people with intellectual disability. 2015. p.95-106.

Capítulo **12**

O trabalho como estratégia de reabilitação funcional e promoção da saúde mental

Andrea Barbi
Ana Paula Pacheco
Flávia Cortinovis

Pontos-chave.

- Apresentação da metodologia de emprego apoiado como abordagem eficaz para a reintegração de pessoas com deficiência ao mercado de trabalho, destacando seus princípios fundamentais, processos de implementação e resultados potenciais.
- Sugestão de estratégias para o enfrentamento dos desafios diários no ambiente de trabalho, incluindo necessidades de adaptações no local de trabalho, treinamento de habilidades específicas e orientação para lidar com questões de acessibilidade e interação social.
- Compartilhamento dos resultados obtidos pelas autoras em suas práticas com emprego apoiado, discutindo casos reais de pessoas que passaram por esse processo, destacando suas experiências, desafios enfrentados e conquistas alcançadas.

Nós, autoras deste capítulo, somos consultoras de emprego apoiado. Há cerca de uma década estamos envolvidas, tanto no âmbito profissional como no pessoal, com a promoção da diversidade e inclusão nas empresas, e o desenvolvimento das potencialidades das pessoas com deficiência intelectual. O que vem a seguir são percepções e **relatos baseados em nossa prática** em relação aos usuários de emprego apoiado, empresas, famílias e rede de apoio.

INTRODUÇÃO

Segundo a Pesquisa Nacional por Amostra de Domicílios Contínua (PNAD),[1] a população brasileira é composta por 18,6 milhões de pessoas com algum tipo de deficiência, o que corresponde a 8,9% do total de habitantes de 2 anos ou mais de idade domiciliados.

Com relação à educação, a cada 10 pessoas com deficiência de 15 anos, cerca de 2 são analfabetas, representando 19,5%, enquanto para as pessoas sem deficiência a taxa de analfabetismo é de 4,1%. Conforme a idade das pessoas com deficiência vai aumentando, a taxa de analfabetismo também aumenta, atingindo 25,1% das pessoas com deficiência de 60 anos ou mais. Para as pessoas sem deficiência da mesma faixa etária, a taxa é de 12,6% e varia com os tipos de dificuldade funcional, sendo a mais alta entre as pessoas com "dificuldade de se comunicar, compreender e ser compreendida", não incluindo pessoas com dificuldade exclusiva para ouvir, mesmo usando aparelhos auditivos.[2]

Mais de 63% das pessoas com deficiência com 25 anos ou mais não têm educação formal ou têm apenas o ensino fundamental incompleto, enquanto esse índice é de aproximadamente 30% entre as pessoas sem deficiência.[2]

A Pesquisa Nacional de Saúde (PNS)[3] também identificou discrepâncias consideráveis com relação à saúde da pessoa com deficiência. Quase 28% das pessoas com deficiência avaliavam seu estado de saúde como ruim ou muito ruim, em comparação com 3,4% das pessoas sem deficiência. Com relação à saúde mental, 20,4% das pessoas com deficiência já tiveram algum diagnóstico de depressão, em comparação com 9,5% das pessoas sem deficiência.

Essas diferenças refletem fortemente na vida adulta da pessoa com deficiência, cujo ponto de partida, como é possível constatar pelos dados, é bastante diferente. Educação e saúde são pressupostos fundamentais para o desenvolvimento humano, acrescido dos direitos humanos. Um futuro produtivo, sadio, inclusivo, com oportunidades reais de desenvolvimento profissional, está intrinsecamente relacionado a esses pilares.

A Constituição Federal de 1988,[4] a Convenção Internacional sobre os Direitos das Pessoas com Deficiência, que tem força de emenda constitucional, a Lei Brasileira de Inclusão (Lei n. 13.146/2015)[5] e outras legislações colocam o Brasil como um dos melhores países que garantem proteção legal, educação, oportunidades de emprego, acessibilidade, saúde, moradia e comunicação para as pessoas com deficiência.

Na prática, a percepção das pessoas com deficiência e de suas famílias é confirmada pelos dados apresentados pelo IBGE, não condizentes com o arcabouço legal de garantia de direitos previsto nas normas. Somando-se a essa realidade, de forma não mensurável, os estereótipos de menos-valia, de incapacidade, de coitadinho ou de super-herói relacionados às pessoas com deficiência ainda estão presentes cotidianamente em suas vidas e variam muito de acordo com a característica de deficiência.

É nesse cenário que as pessoas com deficiência alcançam a idade adulta. Naturalmente, como todas as demais pessoas, almejam uma vida produtiva, com desafios, tendo o direito de sonhar e de realizar seus sonhos. Para as pessoas com deficiência intelectual, a vida adulta se apresenta com enormes desafios adicionais, por ainda serem vistas como "eternas crianças", sem capacidades ou potencialidades para uma vida produtiva plena, tanto por algumas famílias como pela sociedade. Essa percepção acaba se consolidando também na cultura das organizações, com suas práticas competitivas e de escolha dos "melhores candidatos" em função da capacidade intelectual, inviabilizando o acesso para as pessoas com deficiência intelectual, por exemplo.

Como alternativa para a inclusão laboral, a Lei Brasileira de Inclusão, no parágrafo único do artigo 37, determina que "A colocação competitiva da pessoa com deficiência pode ocorrer por meio de trabalho com apoio". Nesse sentido, este capítulo tem a finalidade de apresentar como a metodologia de emprego apoiado, desenvolvida no final dos anos 1970 nos EUA, pode contribuir para o desenvolvimento de processos focados na equidade de oportunidades, para as pessoas com deficiência intelectual, que não se beneficiam dos sistemas tradicionais de inserção laboral e que não conseguem receber os apoios específicos necessários para seu desenvolvimento.[6]

A METODOLOGIA DE EMPREGO APOIADO

Alexandre Betti,[7] consultor de emprego apoiado, define-a como "uma metodologia que visa à inclusão no mercado competitivo de trabalho de pessoas em situação de incapacidade mais significativa; respeitando e reconhecendo suas escolhas, interesses, pontos fortes e necessidades de apoio. O usuário do emprego apoiado deve ter à sua disposição, sempre que precisar, os apoios necessários para conseguir obter, manter e se desenvolver no trabalho".

A metodologia de emprego apoiado está dividida em três fases, a fim de:

- Auxiliar a pessoa com deficiência em sua inclusão no mercado de trabalho.
- Analisar as competências do usuário, as tarefas a serem realizadas pertinentes ao cargo em aberto.

- Fazer as adequações necessárias com o objetivo de beneficiar empregado e empregador.

Esse trabalho é realizado pelo "consultor de emprego apoiado", uma pessoa que se capacitou quanto ao uso da metodologia e/ou tem experiência prática em sua trajetória profissional. Essa função, até o presente momento, não faz parte da Classificação Brasileira de Ocupações (CBO).[8]

As três fases da metodologia, segundo a Associação Nacional do Emprego Apoiado (Anea),[6] são:

1. Descoberta do perfil vocacional, por meio de entrevistas e observações do usuário na comunidade. Na realidade, o objetivo é entender quem é o usuário do emprego apoiado, o que deseja, seus pontos fortes, suas experiências de vida, interesses, sonhos e a necessidade de apoio.
2. Desenvolvimento de emprego: busca e identificação de empresas para descobrir um trabalho que combine com o perfil vocacional. Pode ser também o desenvolvimento de um trabalho por conta própria ou a participação em um empreendimento de economia solidária. É avaliada a compatibilidade entre o perfil da pessoa e o trabalho a ser realizado, levando em consideração a cultura da empresa, as exigências para executá-lo e a disponibilidade de apoios. Nessa fase também é possível negociar adaptações na função, levando a uma customização da vaga. O treinamento do usuário é realizado após a contratação, por meio de uma análise detalhada das atividades a serem realizadas. A metodologia também pode ser utilizada para um trabalho por conta própria. Nesse caso, essa fase consiste em auxiliar o usuário a planejar seu negócio, verificar os apoios e fazer as adequações necessárias para que ele possa conduzi-lo satisfatoriamente.
3. Acompanhamento pós-colocação: acompanhamento do treinamento e da inclusão social do usuário na empresa para verificar se as estratégias e os apoios estão funcionando. A intensidade e a duração do acompanhamento dependerão da qualidade do processo implementado e do funcionamento dos apoios. No caso de um trabalho por conta própria, o consultor acompanhará os primeiros meses de funcionamento da empresa.

A metodologia do emprego apoiado inverte, de certa maneira, a lógica de que se a inclusão laboral não der certo é porque a pessoa com deficiência não alcança o que se espera dela. No emprego apoiado, se não der certo, é porque não foram identificados e implementados os apoios necessários (Quadro 1).

Quadro 1 Comparativo com os modelos convencionais

Questão	Paradigma tradicional	Paradigma do emprego apoiado
Qual é o problema?	Falta de competências e motivação das pessoas	Falta de apoios necessários
Onde reside o problema?	Nas pessoas	No sistema de inclusão
Qual é a solução?	Avaliação, prescrição e treinamento em estruturas especiais (oficinas)	Obtenção dos apoios necessários para o emprego competitivo
Quem decide?	Os profissionais técnicos	As pessoas com o apoio dos profissionais

Fonte: adaptado de Gonzalez et al, 2014.[9]

Segundo Gonzalez et al.,[9] entende-se como apoio a própria pessoa, outras pessoas, serviços ou tecnologia.

ESTRATÉGIAS PARA OS DESAFIOS DIÁRIOS NO AMBIENTE LABORAL

O grande diferencial do emprego apoiado é entender que todas as pessoas que almejam trabalhar têm capacidade e potencial para realizar funções com excelência, desde que todos os apoios necessários estejam presentes, desde o apoio funcional para exercer sua função até a parte comportamental, sobre lidar com as diversas situações que podem acontecer no ambiente laboral. Esses apoios e estratégias não partem de uma receita exata, mas sim de um olhar diferenciado, positivo e singular para cada usuário, com um trabalho transdisciplinar entre diferentes ciências, como pedagogia, psicologia, neurociência, terapia ocupacional, entre outros. Além de todos esses apoios, é fundamental um olhar específico para os responsáveis, pois a grande maioria não tem consciência de que é possível a inclusão real das pessoas com deficiência intelectual no mercado de trabalho.

Para Marx, o trabalho é uma área da vida humana, isto é, uma dimensão ontológica fundamental, pois por meio dele o homem pode criar livremente e conscientemente a realidade, além de lhe permitir dar um salto da mera existência orgânica à sociabilidade.[10] É também pelo trabalho que acontece, de forma abstrata, a transição para a vida adulta, oportunizando o desenvolvimento contínuo das percepções individuais e do amadurecimento, em um processo de autoconhecimento, construindo uma vida com autonomia e propósitos. Assim, a reabilitação por meio do emprego apoiado proporciona o alcance da funcionalidade pertinente à pessoa com deficiência intelectual na interação com seu ambiente laboral, possibilitando exercer os direitos e deveres próprios de todo cidadão.

PAIS E RESPONSÁVEIS: APOIO OU BARREIRA

Culturalmente, o fato de ter um filho com deficiência ainda é visto como um infortúnio, visão que vem se modificando aos poucos de geração em geração, com um novo olhar sobre as pessoas com deficiência, suas potencialidades, seus direitos e deveres. Uma prova extremamente importante dessa mudança foi a criação da "Lei Brasileira de Inclusão" em julho de 2015, destinada a assegurar e a promover, em condições de igualdade, o exercício dos direitos e das liberdades fundamentais por pessoa com deficiência, visando à sua inclusão social e cidadania.[11]

Porém, em nossa prática, em encontros realizados com mães ou responsáveis de pessoas com deficiência intelectual, eles evidenciam os obstáculos que enfrentam na busca de atenção à saúde especializada, percorrendo itinerários árduos.[12]

Em muitos casos as mães acabam sendo responsáveis pela criação e pelas tomadas de decisões nos tratamentos dos filhos. Essa solidão acaba por prejudicar, muitas vezes, não só a autonomia do filho como também a vida dessa mãe ou responsáveis, que deixam de desenvolver outros papéis sociais, comprometendo sua qualidade de vida.[13]

Por uma questão instintiva, algumas famílias exercem o cuidado de forma exacerbada, impedindo seu filho de ter o contato necessário com o mundo externo e interferindo, assim, em seu desenvolvimento. Essas intercorrências no processo de crescimento do sujeito provocam experiências que não são positivas para seu desenvolvimento.[14]

John Bowlby,[14] em sua teoria do apego, explica que a proteção e os cuidados excessivos podem tornar a criança e, principalmente, o adulto dependentes de cuidados maternos, impactando profundamente seu desenvolvimento.[15]

Diante desse histórico, pode-se entender que nas estratégias de reabilitação é preciso ter um olhar diferenciado para esses responsáveis, não de culpa, mas sim de respeito e empatia, construindo juntos um novo conceito que traga a concepção de uma vida com oportunidades e respeito para seu filho, o que os transformará em grandes aliados e facilitadores do processo.

EMPRESAS: INCLUSÃO OU EXCLUSÃO

Faz parte do trabalho do consultor de emprego apoiado levar informações necessárias para a empresa ter como parte de sua cultura a diversidade e a inclusão, pois, se isso não for inerente ao ambiente, a chance de ocorrerem situações de discriminação e preconceito são muito altas.[16,17]

Essas informações muitas vezes são dadas em forma de sensibilização e conscientização dos deveres e direitos de todos os cidadãos, além da presunção de empregabilidade, acessibilidade e apoios necessários para eliminar qualquer tipo de barreira existente.

Conforme Flavio Gonzalez et al.,[9] "o termo presunção de empregabilidade, explicado de forma bem simples, refere-se ao reconhecimento de que toda pessoa, independente do quanto sua funcionalidade é comprometida, pode, desde já, trabalhar, desde que lhe sejam disponibilizados os apoios necessários. Ela não precisa estar 'pronta', pois prontos mesmos, nenhum de nós está. Paulo Freire diz, 'somos seres inconclusos, sabedores de nossa inconclusão, estando, portanto, em processo, em contínuo vir a ser, nunca acabados, terminados ou, em uma palavra, prontos'".[18]

A PESSOA COM DEFICIÊNCIA INTELECTUAL

A primeira estratégia de intervenção que devemos implementar será em nós mesmos, por meio de um olhar respeitoso e condicente com a idade da pessoa com deficiência intelectual em questão.

A infantilização das pessoas com deficiência intelectual está presente em várias áreas, desde saúde, pesquisa, educação e até no trabalho. Com isso, elas passam a não ter oportunidade de crescimento.

A partir de nossas experiências, ouvimos muitos adultos, com idade entre 18 e 45 anos, retratarem de forma intrínseca situações de infantilização recorrentes em várias áreas de suas vidas, como o caso de uma adulta com trissomia do 21 (síndrome de Down) de 26 anos que estava em um evento profissional e o garçom não a servia com bebidas alcoólicas.

Outras situações relatadas por vários outros adultos com deficiência intelectual se referem a seus sentimentos de "invisibilidade", por exemplo, em um ambiente médico, no qual profissionais se dirigem sempre ao acompanhante e nunca a essa pessoa, ou com alguns terapeutas, que acabam trazendo temas e imagens infantis para as terapias, e em outros espaços onde a pessoa não é ouvida com seriedade e respeito, consequência de uma cultura (ou de um estigma estrutural) que acredita que pessoas com deficiência intelectual são "eternas crianças".

Em nossa conduta particular de atendimento, usamos a andragogia, uma ciência que trata da questão sobre como os adultos aprendem. Segundo Hamze,[19] a andragogia é um caminho educacional que busca compreender o adulto, podendo ser considerada uma teoria, mas também um método de ensino, que se reflete em um somatório de trocas de conhecimentos entre o facilitador do conhecimento e o estudante adulto e suas experiências de vida.

Pinto[20] afirma ainda que o método é de fundamental importância no processo de educação do adulto, por se tratar de pessoa já dotada de uma consciência formada, com hábitos de vida e situações de trabalho que não podem ser arbitrariamente modificados.

Para Lindeman, a educação de adultos deveria se basear nas necessidades e interesses do mundo adulto: "nós aprendemos aquilo que fazemos. A experiência é o livro-texto vivo do adulto aprendiz".[15]

Dessa forma, para lidar com adultos, é necessário ter respeito por sua história, por sua origem e cultura, com escuta ativa para que se possa facilitar seu aprendizado e também criar um vínculo afetivo de grande importância, propiciando a confiança necessária para trabalhar, sempre que possível, na prevenção de situações e não nas consequências.

A partir do momento em que existe a compreensão de que o consultor de emprego apoiado está ali para apoiar e facilitar seu desenvolvimento como profissional, o usuário de emprego apoiado, antes de qualquer tomada de decisão, leva a situação ao consultor, e juntos ambos buscam a melhor maneira de agir, até o momento em que o consultor não seja mais necessário na vida profissional do usuário.

RESULTADOS IDENTIFICADOS PELAS AUTORAS SOBRE SUAS PRÁTICAS COM EMPREGO APOIADO

Duas das autoras são mães de pessoas com síndrome de Down. Foi esse o motivo que as levou a realizarem uma transição em suas carreiras, de moda e administração de empresas para se dedicarem ao estudo e prática da metodologia de emprego apoiado, depois de refletir sobre as poucas alternativas de uma vida plena, com realização profissional para os adultos com deficiência intelectual. A terceira autora é formada em pedagogia e atua em um Centro de Apoio Especializado à Educação Profissional no Rio de Janeiro. Em sua prática, ela identificou que, mais do que preparação para o mundo do trabalho, era necessária uma atuação diferente, individualizada, para que a inclusão e a permanência no mercado de trabalho fossem mais assertivas.

A partir desses olhares e práticas, os resultados na vida dos adultos com deficiência intelectual que atendemos, de 2013 até os dias atuais, são muito relevantes e transformadores. Podemos dizer que dão significado e funcionalidade a todo o processo da estimulação precoce e habilitação e reabilitação para crianças e adolescentes com deficiência intelectual.

Quando os pais recebem a notícia da presença da deficiência em seus filhos, tem início, como consequência, uma corrida para que os marcos do desenvolvimento infantil sejam alcançados, que a alfabetização aconteça, entre outros. Porém, aos pais não é apresentado, na maioria das vezes, quais caminhos podem ser seguidos após seus filhos crescerem, quais meios existem para uma vida adulta feliz e produtiva. Tampouco a orientação sexual é uma etapa obrigatória, sendo negada por muitas famílias, o que traz enormes prejuízos quanto ao entendimento do que está acontecendo com seus corpos; muitos não têm direito a uma vida sexual.

Não podemos esquecer que essa fase da vida, do nascimento até a entrada na vida adulta, representa apenas um terço da vida de qualquer pessoa, portanto não planejar os dois terços seguintes representa um risco enorme para a perda de habilidades adquiridas, declínio cognitivo, de desenvolvimento de diversos tipos de transtornos e depressão. Não só para as pessoas com deficiência intelectual, mas também para suas famílias.

Identificamos muitos benefícios da atividade laboral para os adultos com deficiência intelectual, sugerindo, inclusive, que o trabalho, desde que seja verdadeiro, isto é, desde que agregue valor ao empregador e ao empregado, é uma estratégia de saúde eficaz para a vida adulta das pessoas com deficiência intelectual, pelo fato de proporcionar estímulos contínuos relacionados a diversas áreas, conforme demonstrado no Quadro 2.

Quadro 2 Benefícios do trabalho para os adultos com deficiência intelectual percebidos pelas autoras

- Estimulação cognitiva.
- Estimulação das funções executivas.
- Estimulação da convivência.
- Sentir-se desafiado.
- Sentir-se protagonista de sua vida.
- Viver cotidianamente histórias.
- Aquisição de: autocontrole, resiliência, paciência, estratégias para soluções de problemas.
- Manter-se cognitivamente ativo.
- Realização de sonhos e desejos.
- Estar socialmente com outras pessoas, assumir tarefas.
- Envolve vários atores: família, sociedade, comunidade.

Diante dos aspectos aqui relatados e da grande importância para o sucesso da reabilitação das pessoas com deficiência intelectual e indiretamente para seus responsáveis, apresentaremos a seguir alguns exemplos de casos reais que aconteceram de 2013 até os dias de hoje.

EXEMPLOS DE CASOS REAIS

Caso A

Cenário: um adulto jovem recém-contratado fica indignado com a quantidade de trabalho dado a ele, dizendo: "São muitas coisas para fazer, todo mundo me pede alguma coisa, não aguento mais".

Intervenção: em visita, o consultor o parabeniza pela demanda de trabalho que vinha tendo, pois só um profissional capacitado poderia ser tão requisitado assim.

O adulto jovem, pego de surpresa por esse comentário, abre um sorriso e percebe o lado positivo dessa situação, o que o fez ficar orgulhoso de si mesmo.

Como estratégia, o consultor desenvolve um *checklist* de tarefas que são feitas todos os dias assim que o jovem chega ao ambiente de trabalho, designadas por seu líder. Nessa ferramenta são descritos a tarefa e o tempo de dedicação, para que não se torne enfadonho passar muito tempo em uma única função. Proporciona-se, assim, uma variedade de ocupações, levando em consideração o cuidado com a exigência física e emocional de cada serviço e intercalando de maneira efetiva para que não haja desgaste.

Conclusão: o colaborador não reclamou mais do excesso de demanda e conseguiu se organizar perfeitamente no ambiente profissional, tendo autonomia e realizando todas as tarefas de modo responsável e notável. Com essa organização, tornou-se ainda mais proativo, tendo um papel importante no alcance de metas de sua equipe.

Caso B

Cenário: um adulto jovem com deficiência intelectual em seu ambiente profissional começa a ser alvo de brincadeiras duvidosas de uma colega de trabalho por ser adotivo. Essa colega fazia esse tipo de brincadeira todos os dias, e o colaborador foi guardando para si o incômodo até o momento de chorar com o consultor de emprego apoiado, desabafando sobre a situação, que ele coloca como perseguição.

Intervenção: o consultor de emprego apoiado promove uma roda de conversa com os colaboradores da empresa e o líder do jovem em questão, relembrando o treinamento inicial sobre respeito, viés inconsciente, acessibilidade, entre outros. Nessa conversa, o consultor expõe a situação vivida pelo jovem e a colaboradora se identifica, dizendo que não tinha noção do quanto o incomodava.

Na reunião com o adulto jovem, é feito um treinamento para que ele possa expressar seu descontentamento com a brincadeira, pois sua timidez dificulta sua imposição. O treinamento consiste em uma dinâmica da qual participam três pessoas: o jovem, uma pessoa representando o observador e a outra pessoa representando a colaboradora que fazia as brincadeiras. As três pessoas mudam de posição conforme a situação é representada, ou seja, o usuário de emprego apoiado, além de ser ele mesmo, representa também o observador e a colaboradora, o que possibilita maior visualização da situação.

Conclusão: depois de alguns treinamentos, o jovem consegue se impor não apenas para essa colaboradora, mas também para outras situações que não lhe agradam na empresa. A colaboradora e os demais integrantes da empresa retornaram dizendo o quanto foi importante esse acontecimento, não só pelo jovem, mas por toda a empresa, pois eles passaram a ter mais empatia e respeito entre si.

Caso C

Cenário: adulto com trissomia do 21 (síndrome de Down), com 24 anos, interpreta de forma negativa a orientação de um de seus colegas de trabalho, que diz que ele não pode usar uma blusa amarrada na cintura, mas apenas o uniforme. Com o esclarecimento do caso, o colega em questão fica chateado e evita fazer outras orientações. O usuário de emprego apoiado, sentindo o afastamento, interpreta-o como um desprezo e passa a compartilhar a situação com seus responsáveis. A mãe, sentindo pelo filho, telefona para o líder do jovem e ameaça ir até a empresa dar "um soco na cara do colega que está desprezando seu filho". Nesse momento o líder entra em contato com o consultor de emprego apoiado, sem saber o que fazer e assustado com a reação da progenitora.

Intervenção: este caso é um exemplo de excesso de proteção no qual a responsável não pensou em acionar a rede de apoio para buscar entender a situação. O consultor medeia a situação ouvindo todos os lados, conversando pessoalmente com o adulto em questão, seu colega e o líder, todos juntos em uma mesma reunião, esclarecendo o ocorrido. O colaborador compreende a situação e fica bem novamente com o colega.

Deixamos claro em todos os nossos atendimentos que os pais ou responsáveis devem evitar o envolvimento com o ambiente profissional do filho ou tutelado, pois aquele é um espaço que oportuniza de forma real a autonomia, que não é só a do ir e vir, mas também a emocional, de saber lidar com as situações.

Porém, a responsável, mesmo sabendo de toda a situação, permaneceu contrariada e hostil com o líder e o colega.

Conclusão: mesmo com todas as conversas e reuniões, a responsável se mostrou irredutível e com isso o líder optou pelo desligamento do jovem em questão, já que existia a incompreensão por parte dos responsáveis, dificultando toda e qualquer chance de orientação para o desenvolvimento dele.

Depois dessa experiência, continuamos a atender o adulto jovem, que nunca mais teve problemas nesse sentido, pois entendeu sua responsabilidade diante do trabalho e passou a evitar certos comentários com a responsável, tendo entendido sua veemência em defendê-lo sempre em situações não favoráveis aos olhos dela.

Caso D

Cenário: em uma loja, no dia da comemoração dos aniversariantes do mês, a nova líder da adulta jovem com deficiência intelectual não permite que ela coma o bolo e os doces da reunião, justificando que o "açúcar" a deixará mais agitada no trabalho.

A colaboradora se sente excluída e desprezada pela equipe e leva a situação para sua mãe, que fica igualmente chateada com a situação.

Intervenção: essa atitude gerou três focos a serem analisados: (1) entender a "agitação" mencionada pela gerente; (2) identificar o limite da líder como gerente e não cuidadora; (3) a frustração e o sentimento de não pertencimento e de exclusão da jovem em relação a sua equipe.

Por meio da observação do consultor, constata-se que a agitação da adulta jovem vinha por seu tempo ocioso na loja, visto que uma das suas principais características era a proatividade e a competência em fechar vendas. Um detalhe importante para observar é que na loja a rotatividade de gerentes é alta, chegando a duas novas gerentes em um mês. Assim, na troca da gerente não houve tempo de passar o serviço, apresentar a equipe e avisar o consultor para um novo treinamento. O consultor treina a nova líder, que se coloca de maneira resistente, dizendo não ter tempo para desenvolver a jovem mesmo com as estratégias traçadas, a autonomia da jovem e a competência dela em atrair novos clientes. Com isso, o consultor pede uma reunião com a empresa que gerencia a rede de lojas, expondo a situação.

Outras estratégias são elaboradas a fim de dar o treinamento eficaz para as novas gerentes, como a elaboração de vídeos curtos, do tipo "pílulas", com duração de 5 minutos. Vídeos, palestras e materiais de diversidade e inclusão são disponibilizados na plataforma da empresa, que é passagem obrigatória dos novos contratados, além de um mapa mostrando as várias funções exercidas pelos colaboradores com deficiência intelectual.

Há um novo treinamento com os colegas de trabalho, mostrando a importância de não excluir ninguém da equipe, entre outras questões.

Com a família há um trabalho de resgate, no sentido de melhorar os sentimentos relacionados ao sentir-se parte do grupo, a valorizar suas competências e sua capacidade, enfatizando que todos esses desafios fazem parte do processo de crescimento e da vida adulta.

Conclusão: como era esperado, logo houve a substituição da gerente em questão e por um tempo tudo caminhou bem até a próxima gerente. Novas reuniões foram realizadas com a empresa, mas sem sucesso.

Aqui identificamos a importância de a diversidade e a inclusão fazerem parte da cultura da empresa, e todos os envolvidos devem se identificar com os valores. É importante trabalhar na prevenção e não nas consequências, pois, metaforicamente, as relações são como um cristal: quando arranhadas ou trincadas, é impossível resgatar a forma original.

Essa jovem ainda trabalha na loja, já pensou em sair diversas vezes, mas sua paixão pela empresa a impede. Não estamos mais atuando como consultores nesse caso, mas nos tornamos amigos, e sempre que possível conversamos. Como seria bom o reconhecimento da empresa para essa colaboradora ímpar, que veste a camisa como ninguém.

Por meio desses exemplos, podemos compreender a importância de uma comunicação efetiva, para que todos entendam que hoje a realidade é diferente de anos atrás e que devemos dar voz aos jovens e adultos com deficiência intelectual. Devemos ouvi-los com respeito e dar oportunidade para que possam ser quem eles querem ser. Isso é um direito e não um favor que fazemos.

CONSIDERAÇÕES FINAIS

Constatamos, pela nossa experiência, como consultoras de emprego apoiado há mais de 10 anos, que é extremamente possível incluir pessoas adultas com deficiência intelectual no mercado de trabalho real e competitivo, com sucesso e oportunidade de crescimento na carreira profissional. Para isso, é preciso que haja verdadeiro respeito pelo usuário, que os apoios necessários sejam identificados e providenciados, sendo o alinhamento de estratégias entre sua rede de apoio, sua família e a empresa fundamentais para que os resultados positivos sejam alcançados e perenes.

A empresa, por sua vez, deve ter como parte de sua cultura o respeito e a crença de que todos podem agregar valores quando movidos em uma única direção: a do respeito à diversidade humana.

REFERÊNCIAS

1. Instituto Brasileiro de Geografia e Estatística (IBGE). Pesquisa Nacional por Amostra de Domicílios Contínua (PNAD). Pessoas com Deficiência 2022.Disponível em: https://agenciadenoticias.ibge.gov.br/media/com_mediaibge/arquivos/0a9afaed04d79830f73a16136dba23b9.pdf. Acesso em: 12 set. 2024.
2. Brasil. Ministério dos Direitos Humanos e da Cidadania (MDHC). Pessoas com deficiência: diagnóstico com base nos dados e informações disponíveis em registros administrativos, pesquisas e sistemas do Governo Federal. Brasília, outubro de 2023.
3. Instituto Brasileiro de Geografia e Estatística (IBGE). Pesquisa Nacional de Saúde (PNS). 2019. Disponível em: https://www.pns.icict.fiocruz.br/wp-content/uploads/2021/12/liv101846.pdf. Acesso em: 12 set. 2024.
4. Brasil. Constituição da República Federativa do Brasil: promulgada em 5 de outubro de 1988.
5. Brasil. Lei n. 13.146, de 6 de julho de 2015. Lei Brasileira de Inclusão da Pessoa com Deficiência. Disponível em: http://www.planalto.gov.br/ccivil_03/_Ato2015-2018/2015/Lei/L13146.htm. Acesso em: 12 set. 2024.
6. Associação Nacional do Emprego Apoiado (Anea). Disponível em: https://aneabrasil.org.br/. Acesso em: 12 set. 2024.
7. Betti AP. Emprego apoiado. São Paulo: AGBook; 2011.
8. Barboza FV, Silva FA. Consultor/técnico em Emprego Apoiado - uma nova profissão que se vislumbra no processo de inclusão da pessoa com deficiência no mercado de trabalho. Anais do XIX Semead - Seminários em Administração (FEA-USP). 2016; São Paulo.
9. Gonzalez F, Martinez V, Scotton A. Emprego apoiado: uma leitura psicanalítica. São Paulo: AGBook; 2014.
10. Lukács G. Per l'ontologia dell'essere sociale. Scarponi A, tradutor. Roma: Riuniti; 1981.
11. Bastos OM, Deslandes SF. A experiência de ter um filho com deficiência mental: narrativas de mães. Cad Saúde Pública. 2008;24(9):2141-50.
12. Caminha LL. Cuidados prestados por profissionais de saúde aos pais de recém-nascidos com deficiência [monografia]. Feira de Santana: Universidade Estadual de Feira de Santana; 2008.
13. Gaia LSG, Zulian MAR. A importância da relação Mãe-bebê no processo de desenvolvimento infantil [Trabalho para congresso]. São Paulo: Universidade do Vale do Paraíba, São Paulo, 2010.
14. Bowlby J. Uma base segura: aplicações clínicas da teoria do apego. Barros SM, tradutor. Porto Alegre: Artes Médicas; 1989.
15. Lindeman E. The meaning of adult education. Nova York: New Republic; 1926.
16. Teixeira JC, et al. Inclusão e diversidade na administração: manifesta para o futuro-presente. Adm Empres. 2021;61(03).
17. Nisiyama M. Diversidade e inclusão: entenda a diferença e como promover nas empresas. FIA Business School; 2022.
18. Freire P. Pedagogia da autonomia: saberes necessários à prática educativa. São Paulo: Paz e Terra; 1996.
19. Hamze A. Andragogia e a arte de ensinar aos adultos. Brasil Escola [Internet]. Disponível em: https://educador.brasilescola.uol.com.br/trabalho-docente/andragogia.htm
20. Pinto AV. Sete lições sobre educação de adultos. 15.ed. São Paulo: Cortez Editora; 2007.

Índice remissivo

A

B

C

D

E

P

Q

R

S

T